TDAH
Princípios e Condutas
Uma Abordagem Lúdica

Lilian Cunha Leite dos Santos

Graduada em Pedagogia pela Universidade do Estado do Rio de Janeiro
Especialista em Supervisão Escolar e Docência Superior pela Universidade Candido Mendes – RJ
Especialista em Psicopedagogia Clínica e Institucional pela Universidade Castelo Branco – RJ
Doutoranda em Ciências da Educação na *Universidad Nacional de Cuyo – Mendoza*, Argentina

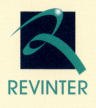

REVINTER

TDAH Princípios e Condutas – Uma Abordagem Lúdica
Copyright © 2012 by Livraria e Editora Revinter Ltda.

ISBN 978-85-372-0424-5

Todos os direitos reservados.
É expressamente proibida a reprodução
deste livro, no seu todo ou em parte,
por quaisquer meios, sem o consentimento
por escrito da Editora.

Contato com a autora:
lilian@menteintegrada.com.br

CIP-BRASIL. CATALOGAÇÃO-NA-FONTE
SINDICATO NACIONAL DOS EDITORES DE LIVROS, RJ

S236t

Santos, Lilian Cunha Leite dos
    TDAH : princípios e condutas : uma abordagem lúdica / Lilian Cunha Leite dos Santos. - Rio de Janeiro : Revinter, 2012.
        il.

    Inclui bibliografia
    ISBN 978-85-372-0424-5

    11. Distúrbio do deficit de atenção com hiperatividade. 2. Crianças com distúrbio do deficit de atenção com hiperatividade - Educação. 3. Psicopedagogia. I. Título.

11-6374.   CDD: 618.928589
                       CDU: 616.89-008.61

A precisão das indicações, as reações adversas e as relações de dosagem para as drogas citadas nesta obra podem sofrer alterações.
Solicitamos que o leitor reveja a farmacologia dos medicamentos aqui mencionados.
A responsabilidade civil e criminal, perante terceiros e perante a Editora Revinter, sobre o conteúdo total desta obra, incluindo as ilustrações e autorizações/créditos correspondentes, é do(s) autor(es) da mesma.

Livraria e Editora REVINTER Ltda.
Rua do Matoso, 170 – Tijuca
20270-135 – Rio de Janeiro – RJ
Tel.: (21) 2563-9700 – Fax: (21) 2563-9701
livraria@revinter.com.br – www.revinter.com.br

DEDICATÓRIA

À minha pessoa, Lilian Cunha, por permitir-me, por ter a capacidade de vencer obstáculos com coragem e determinação, por acreditar sempre que dos grandes desafios surgem as maiores conquistas. Eis uma delas!

Sumário

Agradecimentos. ix
Prefácio xi

Capítulo 1
Introdução 1

Capítulo 2
Aprendizagem 5
Historicidade, definição, modalidades de aprendizagem 5
    Hiperassimilação. 8
    Hipoacomodação 8
    Hiperacomodação. 9
    Hipoassimilação 9
Relação entre cérebro e aprendizagem 9
Conceitos de aprendizagem. 16

Capítulo 3
Psicopedagogia Clínica. 19
Histórias, conceituação e campo de atuação clínica 19
Intervenções comuns na psicopedagogia clínica. 24

Capítulo 4
TDAH – Transtorno de Déficit de Atenção e Hiperatividade. 29
Definição 29
Princípios, historicidade clínica, características, sintomatologia 30
Uso de medicamentos nos portadores de TDAH 33
Avaliação psicopedagógica. 34
Parecer psicopedagógico 35
Hipótese diagnóstica. 37
A escola e seu intercurso nos acometidos de TDAH 41
Adequação curricular e das práticas pedagógicas 43

Capítulo 5
Intervenção do Psicopedagogo Clínico nos
Pacientes Acometidos de TDAH Utilizando a Abordagem
Lúdica 45

Referência a DSM-IV e CID-10 45
Intervenção psicopedagógica e ações reorganizadoras na aprendizagem dos
portadores de TDAH com ênfase em uma abordagem lúdica 52
Que seriam, então, as abordagens lúdicas? 52
Fotos de alguns materiais psicopedagógicos utilizados no consultório para
intervenção e terapia com abordagem lúdica e suas reorganizações 55

Capítulo 6
CONSIDERAÇÕES FINAIS 63

Anexo A
SUGESTÃO DA ANAMNESE. 65
Anamnese 65

Anexo B
SUGESTÕES DE INTERVENÇÕES PSICOPEDAGÓGICAS E
ORIENTAÇÕES AOS PAIS E PROFESSORES 71
Quando a criança apresenta dificuldades na aprendizagem 71
Quando a criança é desatenta 71
Quando a criança é impulsiva 72
Quando a criança é desobediente e teimosa 72
Quando a criança apresenta comportamento reativo, com atitudes físicas
inadequadas. 72
Quando a criança mente ou furta. 72

Anexo C
SUGESTÃO DE ENTREVISTA PSICOPEDAGÓGICA PARA
IDENTIFICAÇÃO DE SINTOMATOLOGIA DE TDAH. 73
Questionário para professores 73
Questionário para pais. 77

Anexo D
SUGESTÕES E ORIENTAÇÕES PARA OS PORTADORES DE TDAH NA
AMBIÊNCIA FAMILIAR E ESCOLAR 81
Orientação para a família. 81
Orientação para a escola 82

REFERÊNCIAS BIBLIOGRÁFICAS 83

AGRADECIMENTOS

Segundo a definição do dicionário Aurélio, a palavra agradecimento significa reconhecimento, prestar congratulações, gratidão a alguém, portanto, agradecer...

Temos por hábito muito rogar e pouco agradecer em nossas orações e nos momentos de reflexão, esquecendo, portanto, muitas das vezes, da importância das conquistas e vitórias alcançadas em nossas vidas...

Se agradecimento faz alusão a congratulações e o momento é este, eis que a gratidão não pode ser deixada de lado. Agradecer a quem? Agradecer aos que, de uma ou outra maneira, tornaram possível a elaboração deste livro, agradecer aos que, direta ou indiretamente, contribuíram para a construção do mesmo, agradecer pela consolidação de mais este sonho na minha história de vida pessoal e profissional.

Eu agradeço...

A Deus e à intercessão de Nossa Senhora de Fátima, que, fortalecendo a minha fé, concederam-me forças para este momento de realização.

Aos meus filhos, Gabriel e Thaís, *razões de minha vida*, prova viva do sentimento mais nobre: o AMOR *em sua essência incondicional*.

À minha mãe, Jurema, eterno exemplo de mulher, minha eterna musa inspiradora, profissional e amiga de todas as horas, aquela que sempre esteve ao meu lado, dos momentos mais felizes aos mais difíceis, SEMPRE, orientando, entendendo e respeitando minhas decisões.

À minha bisavó Guiomar *(in memoriam)*, por ser prova viva do conceito de resignação e aceitação... pela sua sabedoria.

Aos meus irmãos Aline Cunha e Mauro Galvão, por serem tão leais, fiéis, amigos e cúmplices... Aos meus amigos, que os farei representar em duas pessoas em especial, Aline Drumond e José Guilherme Mendonça.

Às professoras e eternas mestras Jurema Chirico, Verônica Luna, Nadja Valéria, Rita Vargas e Glória Marques, que marcaram a minha história de vida profissional na Psicopedagogia Clínica e Institucional.

Aos meus pacientes, elementos de inspiração, troca e crescimento na clínica psicopedagógica, em especial Karen, Lucas, Felipe e André Luiz, por serem prova viva dos apontamentos contidos neste livro.

À Dra. Ida Lucía Morchio, minha Orientadora de Tese do Doutorado em Educação, por sua dedicação, compromisso e exemplo vivo do real sentido da arte de ensinar, de orientar e da importância da afetividade na Psicopedagogia.

À Fátima, pelo socorro inusitado, mas de grandiosa valia.

À Laura, pela força emanada, pela simples "arte de ouvir", por ser esta "terapeuta nata"...

Às minhas colegas de consultório e sócias, pela confiança, troca e parceria constante: Dra. Sizínia, psicóloga e terapeuta familiar; Dra. Ana Claudia Laviano, psicóloga, neuropsicóloga e prefaciante desta obra; e Dra. Vanderléa Cassolari, fonoaudióloga.

Às Secretarias de Educação e Instituições de Ensino por onde passei e atuei, por fazerem parte do meu crescimento profissional, por ressignificarem meus saberes.

Ao Educandário e Centro Educacional Parque dos Anjos e a todos que desta Instituição coparticipam um dia em minha prática psicopedagógica.

Às colegas da Equipe do SOP, SOE e às professoras da Escola Municipal Irmã Maria Filomena, que hoje são minhas parceiras na troca diária da Orientação Pedagógica e na Psicopedagogia.

Prefácio

Não foi tarefa nada difícil pensar em quem poderia escrever o prefácio deste livro. Acredito que as pessoas se aproximam sempre por algum motivo, podendo ou não se manter próximas pelas energias que emanam umas sobre as outras ou por propósitos próprios.

Lembro-me como se fosse hoje do primeiro contato com Dra. Ana Cláudia, contato este inicialmente profissional. Mais tarde, os laços foram estreitando-se com uma amizade que eu definiria como "forte". Forte porque acredito que somente os de alma forte resistem ao tempo. Mais adiante, esta amizade se fortaleceu e, com a sociedade no consultório, surge a certeza de que nosso caminho profissional teria uma trilha em conjunto.

E assim tem sido... Temos crescido profissionalmente, trocando pareceres, discutindo laudos e hipóteses diagnósticas, eu com muito mais a aprender do que a ensinar-lhe; contudo, nossos projetos de trabalho tornam-se mágicos quando repensamos ou elaboramos ações conjuntas.

Acreditamos no fazer... no fazer que torna o impossível, possível. Palavras de paradigmas: destemer, acreditação, realização e fazer! Fazer acontecer...

Assim, a Dra. Ana Cláudia conquistou minha confiança, minha cumplicidade e meu respeito, por ser gente, gente como seus pacientes...

Tarefa difícil acompanhá-la, faz várias coisas ao mesmo tempo, típica portadora de TDAH. Nada então mais proveniente que destinar a Ana Cláudia, uma portadora do Transtorno de Déficit de Atenção e Hiperatividade, terapeuta, psicóloga, neuropsicóloga, a tarefa de escrever o prefácio deste livro, com a propriedade atípica de quem tem a visão nas vertentes de quem porta e trata o TDAH com suas especificidades.

Lilian Cunha

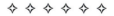

"Não, não tenho um caminho novo, o que
eu tenho é um jeito novo de caminhar."
Thiago Mello

Bem, o que escrever como prefácio do sonho, do objetivo de uma pessoa que me é tão cara? Passei por vários estágios de pensamento e sentimento ao receber a notícia de que eu seria a prefaciadora desta obra... que me seria dado esse privilégio! Desde a surpresa, porque jamais pensei que faria algo assim, ao questionamento quanto à responsabilidade, se estaria à altura para tal, mas, por fim, é chegada a hora!

Acredito que o acaso não existe e tudo tem uma razão de ser, um sentido. Os encontros são como estrelas marcadas no tapete da vida. Assim foi o encontro "AC & LC"! A similaridade do temperamento, a garra, a autenticidade, a impulsividade de viver intensamente são pontos marcantes em nós, e por isto o reconhecimento foi imediato. Mas, como uma fruta que precisa de tempo para amadurecer, assim foi a nossa amizade. Lembro-me da indagação da Jurema: "Como vocês se dão tão bem, sendo tão parecidas, tendo áreas de atuação tão afins?" Só tem uma explicação: RESPEITO. Respeito por LC ser este gigante de ser humano, de coração, de profissionalismo, na ética, no companheirismo, no compromisso, enfim, e uma pessoa assim jamais passaria despercebida. Teria que deixar sua marca na humanidade, teria que deixar sua contribuição impressa literalmente. E aqui estou eu, prefaciando seu sonho, seu objetivo, seu livro que hoje é realidade, fruto do seu trabalho e de sua determinação frente a suas escolhas.

"LC", você já se perguntou ou já se deu conta de quantas pessoas você estará ajudando e esclarecendo? Você percebe a dimensão disto? Porque só mesmo os que são portadores de um transtorno, seja lá ele qual for, é que sabem o que é não se ter auxílio, diante da "ignorância" da falta de informação, da falta de um diagnóstico adequado e, principalmente, da falta de um tratamento adequado!

Durante a minha infância, tive três tipos de diagnóstico: BURRA, PREGUIÇOSA e BURRA E PREGUIÇOSA! Pronto! Era assim, a burra e preguiçosa que tinha brancos na hora da prova, que precisava estudar muito para conseguir manter-se na média da turma, quando conseguia, claro. A burra e preguiçosa que não gostava de ler... Imagine uma criança que percebe que, ao chegar ao final da leitura, não lembra o que leu no primeiro parágrafo? E durante muito tempo acreditei nisto! Acreditei – como se falava na época – que eu tinha "memória fraca". Santa ignorância! Santa falta de diagnóstico! Santa falta de profissionais habilitados para realizar o diagnóstico! E hoje me vejo na estrada da vida, no lugar que estou, como defensora de uma bandeira... a bandeira do TDAH! Como é bom auxiliar, como é bom ajudar! Hoje, como neuropsicóloga e envolvida em um programa de reabilitação cognitiva, sinto orgulho de estar aqui prefaciando este livro que será de grande auxílio para todos aqueles que se dispuserem a buscar informação para saber um pouco mais o que é o transtorno, como tratar, qual a contribuição da Psicopedagogia neste contexto educacional que hoje vivemos. Eu só tenho a dizer: SOU GRATA!

Que Deus continue a guiá-la minha amiga querida, sócia e irmã de luz! Não poderia deixar de mencionar Dr. Bruno Monteiro, neuropsicólogo, e Fernando, psicólogo, nossos amigos que hoje não mais estão fisicamente entre nós, mas estão em energia, com toda certeza, ao seu lado, vibrando com este sonho e que também muito contribuíram para ele. Nós sabemos, não é mesmo, LC?!

Amiga, lembro-me de ter lido o seguinte: *Uma vez perguntaram a Schubert: – Como você faz para criar músicas tão lindas? Ele respondeu: – É muito simples, nada há de novo debaixo do Sol, tudo está no ar, criativo é aquele que "pega" o que está no ar. – Como assim?, tornaram a perguntar. – Ora, concluiu Schubert, se tudo está no ar, eu fecho os meus olhos e... ainda. Em seguida,... e digo para todo mundo que é minha. (Extraído do livro "O Desafio de Ser Excelente", de Maurício Góis)*

Que você possa pegar tudo de melhor que está impresso neste livro e tudo o que não estiver, mas que, com certeza, estará no ar. Boa leitura!

Dra. Ana Cláudia Laviano
Psicóloga, Neuropsicóloga e Pós-Graduanda em Neurociências

TDAH

CAPÍTULO 1

INTRODUÇÃO

O presente livro aborda a investigação de princípios, condicionantes, condutas e intervenções em que a Psicopedagogia Clínica pode atuar junto aos alunos e pacientes acometidos de TDAH – Transtorno de Déficit de Atenção e Hiperatividade, apresentando a abordagem lúdica como facilitadora da aprendizagem.

Importante salientar que as considerações acerca de TDAH não devem ser sustentadas com " achismos" ou ideias prontas preconcebidas, que são oriundas de "jargões", pois perdem espaço na era do conhecimento. O que sustenta uma hipótese ou um estudo científico é embasado nos resultados de observação e pesquisa. Desta forma, este livro contempla alguns apontamentos com "recortes" e "citações", que são frutos de resultados obtidos em pesquisas e relatos de casos. Pelo bem da ciência, as informações com bases concretas e existentes devem superar as meras suposições.

O jogo, ou seja, o lúdico, existe há décadas, sendo portanto um recurso já conhecido por nossos antepassados há muito tempo. A intervenção psicopedagógica com jogos é imediata, por isso seus efeitos podem ser constatados notavelmente durante a aplicabilidade, uma vez que o paciente/aluno denota maior interesse e prazer em interagir com esse meio.

Não há pretensão de que educadores, psicopedagogos, médicos, especialistas, pais e demais terapeutas estabeleçam a abordagem lúdica nos acometidos de TDAH como uma salvação para essa clientela. Contudo, há sim a intencionalidade de suscitar sugestões, abordagens e um olhar atento às novas possibilidades de o psicopedagogo intervir e ressignificar a aprendizagem pelo lúdico.

Pelo fato de a aprendizagem e os processos de cognição no sujeito aprendente serem objeto de investigação da Psicopedagogia, foi destinado um capítulo para conceituar aprendizagem com o intuito de proporcionar ao leitor um entendimento de como esta se processa.

Consta que as maiores pesquisas sobre TDAH provêm de estudos feitos na população em idade escolar no Ensino Fundamental (1º ao 9º ano), e o número de investigações científicas encontradas nas idades pré-escolar, adolescente e adulta é significativamente menor.

Não desconsiderando a relevância da Educação Infantil no processo de alfabetização, de fato é no Ensino Fundamental que a alfabetização se consolida.

Não são raros os casos de alunos e pacientes acometidos de TDAH, contudo os estudos da etiologia do Transtorno de Déficit de Atenção e Hiperatividade vêm sendo objeto de muitos pesquisadores, especialmente a partir da década de 1990, cabendo ressaltar que até pouco tempo atrás o TDAH era chamado de DDA (Distúrbio de Déficit de Atenção).

Já existem estudos em todo o mundo – inclusive no Brasil – demonstrando que a prevalência do TDAH é semelhante em diferentes regiões, o que indica que o transtorno não é secundário a fatores culturais (as práticas de determinada sociedade, cultura ou grupo social etc.), ao modo como os pais educam os filhos ou resultado de conflitos psicológicos.

O portador de TDAH necessita de intervenções do psicopedagogo, no sentido de que esse profissional atuará como facilitador da aprendizagem, auxiliando o paciente na elaboração e construção de seu aprendizado, visto que na intervenção clínica do psicopedagogo torna-se relevante a promoção de aprendizagem, a reorganização da função executora e demais estratégias facilitadoras na aprendizagem, tendo, portanto, um caráter preventivo e terapêutico, levando-nos a crer que se torna de extrema relevância a TCC – Terapia Cognitiva Comportamental associada a uma abordagem lúdica psicopedagógica.

Pelo fato de o TDAH associar-se ao comprometimento funcional da vida escolar, acadêmica, profissional, pessoal, emocional e de relação social, este não pode ser considerado meramente como um comportamento mais exuberante de um pequeno grupo de crianças.

Alguns estudos científicos mostram que portadores de TDAH têm alterações na região frontal, especificamente no córtex pré-frontal e suas conexões com o resto do cérebro. A região frontal orbital é uma das mais desenvolvidas no ser humano, em comparação com outras espécies animais, e é responsável pela inibição do comportamento (isto é, controlar ou inibir comportamentos inadequados), pela capacidade de prestar atenção, por memorização, execução, autocontrole, organização e planejamento.

Este transtorno não deve ser considerado secundário a problemas na educação recebida dos pais, uma vez que ele é muito semelhante em algumas culturas muito distintas entre si e que as características principais do TDAH são a desatenção, a desconcentração, a hiperatividade e a impulsividade.

Apesar de o TDAH ocasionar alterações nas relações sociais, cabe salientar o costumeiro hábito de equivocadamente pais e professores denominarem como TDAH a falta de limite em alunos e pacientes.

De modo adverso o desempenho escolar, o relacionamento familiar, social e, sobretudo, a vida laborativa do aluno e paciente ficam comprometidos em virtude de o portador de TDAH apresentar dificuldades no processo de aquisição de conhecimento, portanto na aprendizagem. Fica a emergente necessidade de que o paciente com TDAH deva ser alvo de intervenção psicopedagógica especializada do psicopedagogo clínico.

Logo, o diagnóstico de TDAH é fundamentalmente clínico, com base nos critérios operacionais claros e bem definidos, provenientes de sistemas de classificatórios e avaliações como DMS-IV, CID-10 (Classificação Internacional de Diagnóstico), avaliação neuropsicológica e de demais especialistas, visto que, em muitos casos, para maior segurança da hipótese diagnóstica, o diagnóstico é feito por mais de 1 especialista.

Este livro contribuirá para o entendimento dos princípios básicos, sintomas, conceituação e dos casos de comorbidades, sugestões de atividades e estratégias de ações e possibilidades de intervenções clínicas do psicopedagogo clínico, que atuarão como condicionantes facilitadoras para a aprendizagem no portador de TDAH através do lúdico.

Desta forma, esta obra se detém nas condutas, bem como na identificação das intervenções clínicas e demais princípios destinados a promover a aprendizagem nos alunos e pacientes com TDAH.

O TDAH justifica o mau desempenho escolar, e uma das formas de intervenção junto ao paciente com esse transtorno pode ser a abordagem lúdica. Atentando para esse fato, as ações tornar-se-ão eficazes, à medida que o psicopedagogo clínico atuar em consonância com os demais profissionais da saúde na tentativa de auxiliar a restabelecer o equilíbrio da função executora do paciente.

Nos portadores de TDAH a avaliação psicopedagógica tem um papel importante no diagnóstico, visto que precede a intervenção clínica do psicopedagogo. Diante do fato de que os portadores de TDAH apresentam dificuldades para manter a sua atenção de forma continuada enquanto realizam uma atividade, mesmo quando há interesse, se dispersam facilmente e desviam sua atenção para outro estímulo, pode ser apresentada como proposta de intervenção facilitadora da aprendizagem, neste caso, a abordagem lúdica, através de jogos que despertem atenção, concentração e memorização desses pacientes.

CAPÍTULO 2

APRENDIZAGEM

HISTORICIDADE, DEFINIÇÃO, MODALIDADES DE APRENDIZAGEM

O que é aprender? O que é aprendizagem? Como ocorre aprendizagem?

Aprendizagem não pode ser dissociada do ser humano, pois desde os primórdios as ações humanas encontram-se associadas ao ato de aprender, de construir, de ressignificar.

A escola, como somos sabedores, é uma instituição muito antiga, datada do século XVI. Sendo assim, a importância e a natureza da escola variaram muito no tempo, dependendo das necessidades e características socioeconômicas dos grupos em que estava inserida, bem como de seus interesses.

Na Antiguidade o saber tornou-se pregorrativa das classes privilegiadas e passou a colaborar com o fortalecimento do poder da elite. A escola, ainda que muito primitiva e restrita a esse grupo social, já delineava seu papel de transmissora do conhecimento acumulado pela cultura.

Na antiga Grécia e Roma, assim como na Idade Média, a instituição família era composta por um grande número de elementos. Consta que, no século XII, as crianças eram consideradas quase como adultos mirins, não havendo um mundo infantil como hoje conhecemos, com jogos e escolas apropriados para elas. Naquela época, vivendo entre adultos, aprendiam, na prática, as então chamadas boas maneiras, os bons hábitos e atitudes. Nas escolas da época, responsáveis primordialmente pela instrução, as crianças estudavam todas juntas em uma mesma sala, independente da idade cronológica e do aspecto cognitivo. Para aprender, as principais atividades dos alunos eram cópia, memorização e repetição.

Portanto, o saber estava associado à mera repetição e à decoreba, o que consideravelmente limitava a capacidade de criação e produção dos alunos. A construção de seu conhecimento estava associada à quantidade de informações memorizadas, e não à qualidade das informações assimiladas, transformadas e aplicadas.

Com a Revolução Industrial no século XVIII, as escolas deixaram de atender apenas à elite e começaram a receber os filhos da nova família burguesa, enriquecida, a família nuclear, com estrutura similar à que hoje conhecemos.

A partir do século XIX, com a crescente tomada da consciência social e desenvolvimento na área de reabilitação da aprendizagem, criou-se a primeira legislação específica para esses casos, delineando-se os princípios do atendimento às dificuldades de aprendizagem, como hoje ainda vemos em diversos países.

Segundo alguns estudiosos, a aprendizagem é um processo integrado que provoca uma transformação qualitativa na estrutura mental daquele que aprende, e essa transformação ocorre através da alteração de conduta de um indivíduo, seja por condicionamento operante, experiência ou ambos, de uma forma razoavelmente permanente. Tais informações seriam absorvidas através de técnicas de ensino ou até pela simples aquisição repetitiva de hábitos.

O desejo, ato ou vontade de aprender é uma característica essencial do psiquismo humano, pois somente este possui o caráter intencional, ou a intenção de aprender; dinâmico, por estar sempre em mutação e procurar informações para a aprendizagem; criador, por buscar novos métodos visando à melhora da própria aprendizagem, por exemplo, por tentativa e erro.

A definição de aprendizagem é muito ampla e não se adequa a um conceito formatado, fechado, pois aprendizagem faz alusão a vivências, experiências, trocas, processos, transformações, construções de saberes formais e informais.

O processo de aprendizagem pode ser definido, de forma sintética, como o modo conforme os seres adquirem novos conhecimentos, desenvolvem competências e mudam o comportamento. Contudo, a complexidade desse processo dificilmente pode ser explicada apenas através de partes do todo. O ser humano nasce potencialmente inclinado a aprender, necessitando de estímulos externos (incentivação) e internos (motivação, necessidade interior) para o aprendizado.

É importante esclarecer que aprendizagem não ocorre sem que o indivíduo tenha incentivação (incentivos externos que despertem seu desejo para aprender) e tampouco motivação (motivo interno que o leve ao desejo de aprender; aprendizagem para ele deve ter um significado, uma importância de foro íntimo). De nada adiantará um ambiente agradável e estímulos externos se o indivíduo não tiver motivo interno para aprender.

Ninguém aprende o que não quer aprender, aprendizagem deve ter um significado, portanto uma significação. Aprendemos melhor e mais depressa se houver interesse pelo assunto que se está a estudar. Motivado, um indivíduo possui uma atitude ativa e empenhada no processo de aprendizagem e, por isso, aprende melhor.

A relação entre a aprendizagem e a motivação é dinâmica: é frequente o sujeito interessar-se por um assunto, empenhar-se, quando começa a aprender. A motivação pode ocorrer durante o processo de aprendizagem através de estímulos motivacionais propostos pelo professor ou especialista.

Há aprendizados que podem ser considerados inatos, ou seja, da natureza humana, como o ato de aprender a falar, a andar, necessitando que ele passe pelo processo de maturação física, psicológica e social. Na maioria dos casos, a aprendizagem se dá no meio social e temporal em que o indivíduo convive; sua conduta muda, normalmente, por esses fatores e por predisposições genéticas.

Essa afirmativa nos leva a acreditar que as aprendizagens são construídas, ressignificadas e podem, sim, passar por transformações. A aprendizagem inicia no seio familiar de maneira informal, contudo, como um processo de aquisição de conhecimento, ela seguirá ao longo da vida, especificamente com seu início na escola.

É na família que ocorrem as primeiras disposições mentais com as quais a criança vai perceber o mundo social, que mais tarde serão complementadas e formalizadas pela escola. Historicamente, esse papel não cabe só à família. A escola, os meios de comunicação, a igreja e o meio social, enfim, os grupos sociais também têm grande influência na educação das novas gerações e em sua aplicabilidade.

Incorporados pelo sujeito, numa aprendizagem sintomatizada pode ocorrer uma exacerbação desse movimento, de modo que o aprendiz não se resigna ao aprender. Há o predomínio dos aspectos subjetivos sobre os objetivos. Essa sintomatização vem acompanhada da hipoacomodação.

Existem estudos em que a ideia da aprendizagem é influenciada pela inteligência, pela motivação e, segundo alguns teóricos, pela hereditariedade (existem controvérsias), em que o estímulo, o impulso, o reforço e a resposta são os elementos básicos para o processo de fixação das novas informações absorvidas e processadas pelo indivíduo.

Embora o processo de aprendizagem seja de suma importância para o estudo do comportamento, sendo inapropriada a dissociação deste, alguns autores afirmam que certos processos neuróticos, ou neuroses, nada mais são que uma aprendizagem distorcida, mal construída, e que a ação recomendada para algumas psicopatologias é um redirecionamento para absorção da nova aprendizagem que substituirá a antiga, de forma a minimizar as sintomatizações que perturbam o indivíduo, isto é, através da reaprendizagem (reeducação) ou da intervenção profissional através da Psicopedagogia.

Os conhecimentos anteriormente adquiridos pelo indivíduo sobre determinado assunto podem condicionar a aprendizagem. Há conhecimentos, saberes, portanto aprendizagens prévias, que, se não tiverem sido concretizados, não permitem a possibilidade de se aprender. Uma nova aprendizagem só se concretiza quando o material novo se incorpora, se relaciona com os conhecimentos e saberes que se possui, estabelecendo, portanto, uma dinâmica de construção da aprendizagem.

A possibilidade de o sujeito aprender novas informações é limitada: não é possível integrar grandes quantidades de informação no mesmo momento. É necessário proceder-se a uma seleção da informação relevante, organizando-a de modo a poder ser gerida em termos de aprendizagem.

Desta forma, com a proposta de uma aprendizagem atraente, quanto mais diversificadas forem as abordagens de um tema, mais diferenciadas as tarefas, mais estiverem relacionadas a fatores concretos, maior o número de instrumentos para a facilitação da aprendizagem, maiores serão a motivação e a concentração, decorrendo de forma mais produtiva a aprendizagem.

No tocante aos estilos de aprendizagem, cabe ressaltar que cada indivíduo apresenta um conjunto de estratégias cognitivas que mobilizam o processo de aprendizagem. Em outras palavras, cada pessoa aprende a seu modo, estilo e ritmo, associados a sua modalidade de aprendizagem. Embora haja discordância entre os estudiosos, são quatro as categorias que representam os estilos clássicos de aprendizagem:

1. **Visual:** aprendizagem centrada na visualização, naquilo que o sujeito visualiza.
2. **Auditiva:** centrada na audição, no ato de ouvir.
3. **Leitura/Escrita:** aprendizagem através de textos lidos ou escritos, podendo ou não ser contextualizados.
4. **Ativa:** aprendizagem através do fazer, da práxis.

Para falar em modalidades de aprendizagem sintomática, que são popularmente conhecidas por dificuldades de aprendizagem, faz-se necessário compreender o processo denominado adaptação.

O processo de adaptação, conforme Piaget, cumpre-se graças a um duplo movimento complementar de assimilação e acomodação. Através da assimilação, o sujeito transforma a realidade para integrá-la às suas possibilidades de ação e, através da acomodação, transforma e coordena seus próprios esquemas ativos, para adequá-los às exigências da realidade (Paín, 1989, p. 46). A Psicopedagogia volta seu olhar para o modo como o sujeito aprende, portanto, aprofunda o estudo do processo de adaptação formulado por Piaget.

Paín (1989) descreve as modalidades de aprendizagem sintomática tomando por base o postulado piagetiano. Descreve como a assimilação e a acomodação atuam no modo como o sujeito aprende e como isso pode ser sintomatizado, tendo assim características de excesso ou escassez de um desses movimentos, afetando o resultado final. Na abordagem de Piaget, o sujeito está em constante equilibração. Paín parte desse pressuposto e afirma que as dificuldades de aprendizagem podem estar relacionadas a uma hiperatuação de uma dessas formas, somada a uma hipoatuação da outra, gerando as modalidades de aprendizagem sintomáticas elencadas a seguir.

Hiperassimilação

Sendo a assimilação o movimento do processo de adaptação pelo qual os elementos do meio são alterados para ser incorporados pelo sujeito, em uma aprendizagem sintomatizada pode ocorrer uma exacerbação desse movimento, de modo que o aprendiz não se resigna ao aprender. Há o predomínio dos aspectos subjetivos sobre os objetivos. Essa sintomatização vem acompanhada da hipoacomodação.

Hipoacomodação

A acomodação consiste em adaptar-se para que ocorra a internalização. A sintomatização da acomodação pode dar-se pela resistência em acomodar, ou seja, numa dificuldade de internalizar os objetos.

Hiperacomodação

Acomodar-se é abrir-se para a internalização, o exagero disso pode levar a uma pobreza de contato com a subjetividade, levando à submissão e à obediência acrítica. Essa sintomatização está associada à hipoassimilação.

Hipoassimilação

Nesta sintomatização ocorre uma assimilação pobre, o que resulta na pobreza no contato com o objeto, de modo a não transformá-lo, não assimilá-lo de todo, apenas acomodá-lo.

A aprendizagem normal pressupõe que os movimentos de assimilação e acomodação estejam em equilíbrio. O que caracteriza a sintomatização no aprender é o predomínio de um movimento sobre o outro. Quando há o predomínio da assimilação, as dificuldades de aprendizagem são da ordem da não resignação, o que leva o sujeito a interpretar os objetos de modo subjetivo, não internalizando as características próprias do objeto. Quando a acomodação predomina, o sujeito não empresta sentido subjetivo aos objetos; antes, resigna-se sem criticidade.

O sistema educativo pode produzir sujeitos muito acomodativos se a reprodução dos padrões for mais valorizada que o desenvolvimento da autonomia e da criatividade. Um sujeito que apresente uma sintomatização na modalidade hiperacomodativa/hipoassimilativa pode não ser visto como tendo "problemas de aprendizagem", pois consegue reproduzir os modelos com precisão.

O Quadro 2-1, adaptado e fundamentado nos pressupostos de Alícia Fernández, apresenta a sumarização da relação entre os dois polos sintomáticos das modalidades de aprendizagem, evidenciando a relação que existe entre a predominância de um movimento sobre o outro e o modo como ocorre o processo adaptativo, a saber:

Quadro 2-1. Sumarização da Relação

Modalidade sintomatizada	Resultado na adaptação no indivíduo
Hiperassimilação	Predomínio da subjetivação, desrealização do pensamento, dificuldade de resignar-se
Hipoacomodação	Pobreza de contato com o objeto, dificuldade na interiorização das imagens
Hiperacomodação	Pobreza de contato com a subjetividade, superestimulação da imitação, falta de iniciativa, obediência acrítica às normas, submissão
Hipoassimilação	Pobreza de contato com o objeto, déficit lúdico e criativo

RELAÇÃO ENTRE CÉREBRO E APRENDIZAGEM

Sempre houve na história e na educação a indagação de pesquisadores que se perguntavam como o homem aprendia e como o cérebro funcionava para aprender. Para Aristóteles, o cérebro só servia para resfriar o sangue. Os egípcios guardavam em vasos as vísceras e jogavam o cérebro fora, pois este não tinha serventia. Os assírios acreditavam que o centro do pensamento estava no fígado.

Então, Hipócrates surge com a demonstração de que o cérebro se dividia em 2 hemisférios e que neles estavam todas as funções biológicas e da mente. Surge, assim, a Medicina Moderna.

Mais tarde, com os experimentos de Luria e outros, chegou-se ao Paradigma do Cérebro em Ação. O ponto de mutação se encontra no fato de que, antes, os dois – Homem e Cérebro – estariam dissociados e, agora, não mais: integram-se dinamicamente, constituindo o sistema funcional do ser humano em ação para aprender, interagir e se relacionar com o meio que o cerca.

A necessidade de conhecimento sobre o sistema nervoso cresceu fantasticamente nas últimas décadas. Essa demanda levou a OMS (Organização Mundial de Saúde) a eleger os anos 1990 como a Década do Cérebro: a Relação entre o Cérebro e a Aprendizagem.

Segundo Johnson & Myklebust, o cérebro funciona de forma semiautônoma, ou seja, um sistema pode funcionar sozinho; pode funcionar com 2 ou mais sistemas; ou pode funcionar de forma integrada (todos os sistemas operando ao mesmo tempo). Os sistemas mais presentes em nível de distúrbios neurogênicos são: auditivo, visual e tátil.

O córtex cerebral é a região do SNC (Sistema Nervoso Central) que tem a capacidade de transformar estímulos recebidos em aprendizagem. Sendo assim, cada vez que um estímulo atinge o córtex, ele é comparado com informações e/ou vivências anteriores armazenadas (fatos ou memórias passadas) para que seja interpretado, compreendido, portanto: decodificado.

Torna-se impossível para o nosso SNC reconhecer o que ele desconhece (o que nunca vivenciou), portanto, só é possível reconhecer, compreender, interpretar, decodificar o estímulo que, em algum momento, já estabeleceu contato com nosso SNC.

Por esse motivo, na maioria das vezes durante os processos de aprendizagem, é de costume para os que ensinam e aprendem " buscar arranjos" nas informações passadas, no sentido de tentar reconhecer algo que possa ser relacionado, reconhecido ou associado ao que se aprende.

Como exemplo clássico dessa afirmação podemos citar o período de alfabetização dos alunos, tendo em vista que, durante o lançamento e a introdução dos fonemas, costumeiramente, as famílias silábicas são retomadas automaticamente pelo sujeito aprendente. Esse processo se evidencia quer pelo hábito da fixação promovido pelo professor, através da rotina de tarefas propostas, ou pelo fato de que, automaticamente, o sujeito busca nas informações armazenadas uma memória anterior estabelecida no processo de alfabetização. Comprovadamente, se o SNC estiver funcionando adequadamente em favorecimento das funções nervosas de memória, raciocínio, atenção e inteligência, uma vez assimilado o processo de decodificação pelo sujeito, há a possibilidade da promoção da alfabetização com eficácia, portanto, do aprendizado de uma forma saudável.

Contudo, para que ocorra aprendizado, este depende da maturidade neurológica, da atenção e do interesse (motivação – motivo interno), além da funcionalidade das estruturas que vão captar esses estímulos, tais como audição, visão, emoção, entre outras.

Em uma perspectiva psicopedagógica, torna-se importante a compreensão de que distúrbio de aprendizagem não é sinônimo de dificuldade escolar, tendo em vista que, segundo Sylvia Casca, o distúrbio está associado a uma disfunção do SNC, a uma falha no processo de aquisição de conhecimento, ou do desenvolvimento, tendo portanto caráter funcional. A dificuldade escolar é movida por um problema de origem ou de ordem pedagógica.

Hammill define Distúrbio de Aprendizagem (DA) como um grupo heterogêneo de transtornos que se manifesta por dificuldades significativas na aquisição e no uso de escrita, fala, leitura, raciocínio ou habilidade matemática. Esses transtornos são intrínsecos ao indivíduo, supondo-se que ocorram em virtude de disfunção do sistema nervoso central e que podem ocorrer ao longo do ciclo vital. Podem existir, junto com as dificuldades de aprendizagem, problemas nas condutas de autorregulação, percepção e interação social, mas estes não constituem, por si só, um distúrbio de aprendizagem, com a possibilidade de que ocorram concomitantemente a outras condições incapacitantes ou com influências extrínsecas .

No DSM-IV os Transtornos da Aprendizagem têm o diagnóstico através de resultados de indivíduos em testes padronizados e individualmente administrados de leitura, matemática ou expressão escrita que estão substancialmente abaixo do esperado para a idade, a escolarização e o nível de inteligência. Portanto, todas as definições referem-se aos DAs como um déficit que envolve algumas habilidades, como: linguagem oral (fonologia, morfologia, semântica, sintaxe, pragmática), leitura (habilidade no uso da palavra, reconhecimento de letras, compreensão), escrita (soletrar, ditado, cópia), matemática (habilidades de cálculo básico, raciocínio matemático) e nas combinações e/ou relações entre elas.

As diferentes partes do córtex cerebral são divididas em 4 (quatro) áreas chamadas de lobos cerebrais, cada qual com suas funções distintas e específicas. Os lobos cerebrais são designados por nomes de ossos cranianos nas proximidades e que os recobrem.

O lobo frontal fica localizado na região da testa; o lobo occipital, na região da nuca; o lobo parietal, na parte superior central da cabeça; e os lobos temporais, nas regiões laterais da cabeça por cima das orelhas (Fig. 2-1).

No cérebro humano há uma distinção visível entre a chamada massa cinzenta e a massa branca, constituída pelas fibras (axônios) que entreligam os neurônios. A substância cinzenta do cérebro, o córtex cerebral, é constituída por corpos celulares de dois tipos de células: as células de Glia – também chamadas de neuróglias – e os neurônios.

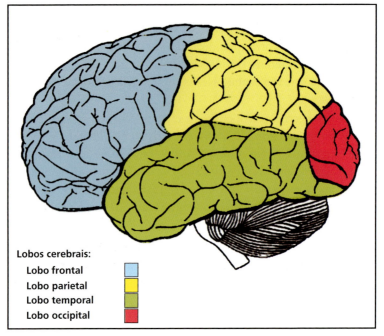

Fig. 2-1. Cérebro e seus lobos.
Fonte: Extraída do site http://pt.wikipedia.org/wiki/C%C3%A9rebro_humano

Cabe ao córtex motor o controle e a coordenação da motricidade voluntária. Determinados traumas nessa área causam fraqueza muscular e, em alguns casos, até mesmo paralisia. No córtex motor do lado esquerdo é controlado o lado direito do corpo e no córtex motor do lado direito é controlado o lado esquerdo do corpo. Assim sendo, cada córtex motor se apropria de um mapa da superfície do corpo.

O córtex pré-motor é responsável pela aprendizagem motora e pelos movimentos de precisão. Bem na parte da frente do córtex pré-motor correspondente à boca reside a área de Broca, que tem ligação direta com a linguagem. Acidentes e alguns traumas nessa área, sucedidos ou não de lesões, não causam nem paralisia tampouco problemas na intenção para agir ou planejar, contudo a velocidade e a plasticidade para as execuções de movimentos automáticos como a fala e a gesticulação ficam comprometidas. Cabe ao córtex do cerebelo fazer a coordenação geral da motricidade, a manutenção do equilíbrio e da postura do corpo.

Quanto aos lobos parietais, temporais e occipitais, estão envolvidos na produção das percepções resultantes daquilo que os nossos órgãos sensoriais dectetam no meio exterior e da informação que fornecem sobre a posição e relação estabelecida com objetos exteriores das diferentes partes do corpo.

No lobo frontal estão incluídos o córtex motor, o pré-motor e o córtex pré-frontal, que envolvem as funções de planejamento das ações, execuções e movimento, bem como o pensamento abstrato e suas relações e interações com a subjetividade. Importa ressaltar que a atividade no lobo frontal aumenta nas pessoas normais somente quando temos que executar uma tarefa difícil em que se deve descobrir uma sequência de ações que minimize o número de manipulações necessárias.

A parte da frente do lobo frontal, o córtex pré-frontal, tem associação com estratégia, com decisão e sequências de movimento ativar, com ordenação e avaliação do resultado. As suas funções incluem o pensamento abstrato e criativo, a fluência do pensamento e da linguagem, as respostas afetivas e a capacidade para ligações emocionais, julgamento social, vontade e determinação para ação e atenção seletiva.

Chamamos de atenção seletiva a capacidade de o sujeito selecionar 1 ou 2 estímulos ou ideias, enquanto a consciência suprime os demais que dispersam competitivamente a atenção.

Quanto aos lobos occipitais, localizam-se na parte inferior do cérebro, sendo cobertos pelo córtex cerebral; essa área também é designada como córtex visual, porque processa os estímulos visuais. Cabe informar que há algumas zonas especializadas em processar a visão da cor, do movimento, da profundidade, da distância, entre outras. É nessa área que a informação recebida possibilita identificar um lápis, um cão, um caderno, um automóvel, uma caneta, um gato. Essa área visual executa comunicação com as outras áreas do cérebro que dão significado ao que vemos, considerando a experiência passada. Uma lesão nessa área provoca agnosia, que é a incapacidade de reconhecer objetos, palavras e, em alguns momentos, os rostos de pessoas conhecidas ou de familiares.

Os lobos temporais estão localizados na zona acima das orelhas e têm como principal função processar os estímulos da audição. Assim como nos lobos occipitais, é uma área de associação que recebe os dados e que, em interação com as demais zonas do cérebro, permite o reconhecimento da audição.

Nos lobos parietais, que se encontram localizados na parte superior do cérebro, encontramos duas subdivisões – a anterior e a posterior. A zona anterior designa-se por córtex somatossensorial e tem a funcionalidade de recepção das sensações, como o tato, a dor, a temperatura do corpo, sendo portanto responsável por receber os estímulos que têm origem no ambiente representado por toda a área do corpo. A área de Wernicke é a zona onde há convergência dos lobos occipital, temporal e parietal, que desempenha importante papel na produção do discurso. Nessa área é que temos a possibilidade de compreensão do que os outros falam, facultando-nos a possibilidade de organização sintática e com clareza do que nos é dito.

Não se verificam, tampouco se constatam, através de encefalograma, distúrbios, transtornos, dificuldades de aprendizagem, tendo em vista que esse exame é realizado com a colocação de eletrodos sobre a pele, com o objetivo de registrar impulsos nervosos (de natureza eletroquímica) gerados por partes distintas do córtex cerebral. Desta forma, o exame detecta apenas mudanças em larga escala e de intercorrência na camada externa do órgão.

Comprovadamente é apenas através de testes psicométricos, de avaliação neuropsicológica, de avaliação fonoaudiológica e avaliação psicopedagógica, associados ou não a demais exames complementares, que podemos aferir e ter indicativos do nível de comprometimento mental e, por consequência, da dificuldade de aprendizagem.

Os neurônios são formados por corpo celular, dentritos e axônio. O corpo celular é a parte principal da célula nervosa, local onde está situado o núcleo e as organelas que permitem a elaboração dos estímulos nervosos.

Os dentritos são os prolongamentos citoplasmáticos curtos, ricamente ramificados, que notadamente são responsáveis por desempenhar a função de ampliar a área de captação da membrana neuronal de estímulos nervosos à célula. Na verdade, quanto maior for o número de dentritos em um neurônio, maior será a coleta de informação e melhor será a elaboração de uma resposta mais completa e complexa.

Segundo o Dr. Assencio-Ferreira, a "inteligência" de um neurônio é proporcional às ramificações (dentritos) que possui, pois, quanto mais informações forem colhidas, mais precisas serão as respostas motoras.

O axônio é como uma via de resposta, de expressão, da célula nervosa, servindo de condutor para que o estímulo elétrico criado no corpo celular chegue ao destino.

Geralmente o axônio é único, podendo atingir vários centímetros, em alguns casos até 1 metro, o que pode sugerir algum problema de ordem funcional.

Durante a aprendizagem ocorre a sinapse, o que podemos chamar de local onde ocorre a transformação do estímulo elétrico (gerado no corpo celular do neurônio) em estímulo químico, com mediação feita pelos neurotransmissores (Fig. 2-2).

Sendo, portanto, a aprendizagem um processo de mudanças, construções, que não podem ser dissociadas das funcionalidades do SNC, cabe salientar que plasticidade cerebral é a denominação das capacidades adaptativas do SNC, ou seja, a sua habilidade para modificar sua organização estrutural própria e seu funcionamento. Os avanços em pesquisas que estudam os aspectos anatômicos, tanto macro como microscópico; funcionais; neuroquímicos; de microscopia eletrônica; e de neurogenética muito têm contribuído para o entendimento acerca da plasticidade cerebral não só no que tange à reorganização do SNC pós-lesão, mas também como a capacidade de permitir a flexibilidade do cérebro normal e, consequentemente, como afirma Black, a cognição. Desta forma, entende-se que todas as funções corticais superiores envolvidas na cognição são expressões da plasticidade cerebral, considerando as modificações em todos os níveis, do molecular ao cognitivo.

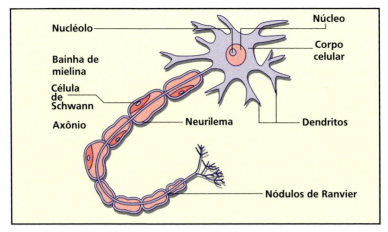

Fig. 2-2. Ilustração demonstrando o axônio.
Fonte: Extraída do site http://pt.wikipedia.org/wiki/C%C3%A9rebro_humano

A plasticidade cerebral é dependente dos estímulos ambientais e, consequentemente, das experiências vividas pelo indivíduo, portanto as mudanças ambientais interferem na plasticidade cerebral e no escopo do processo de aprendizagem.

Como exemplo de neurotransmissores temos adrenalina, noradrenalina, acetilcolina (ação excitadora), dopamina, entre outros. Para tanto, é importante associar as sinapses neurais a um exercício para a aprendizagem, pois, quanto mais sinapses neurais o indivíduo estabelecer, mais plasticidade (mobilidade) ele terá para aprender.

Existem 3 formas de aprendizagem:

1. Aprendizagem intraneurossensorial.
2. Aprendizagem interneurossensorial.
3. Aprendizagem integrativa.

Vale ressaltar que um tipo ou uma forma de aprendizagem não é exclusivamente intraneurossensorial, o que precisa ser pontuado é que, se um sistema estiver comprometido, não necessariamente irá comprometer outros. É nesse sentido que uma aprendizagem pode ser estudada como intraneurossensorial. Já a aprendizagem interneurossensorial é o tipo que mais nos interessa (psicopedagogos, psicólogos, terapeutas, educadores), quando se estabelece uma atuação preventiva. Estudos mostram que certa aprendizagem ocorre quando 2 ou mais sistemas funcionam de forma inter-relacionada. Fazer uso da música em atividades escolares é um recurso valioso, pois há a possibilidade de se trabalhar simultaneamente os sistemas auditivos, visuais e até mesmo o sistema tátil (caso a música desencadeie dramatização e expressão corporal).

A proposta é dar uma aula que "facilite" o funcionamento interno desses sistemas, sem necessariamente o professor ter que saber se a melhor forma daquele sujeito lidar com os objetos externos é: auditiva, visual ou tátil. Elaborar um planejamento com esses pré-requisitos é uma forma de atuação saudável, em que Educação e Saúde possam caminhar lado a lado. Consequentemente, essa atuação, sob esse ponto de vista, facilitará outro tipo de Aprendizagem – a Integrativa.

Notadamente a Aprendizagem Integrativa é a forma mais promissora de facilitar a apreensão dos saberes. É importante ressaltar que cada indivíduo possui sua forma própria de apreender os conhecimentos; sendo assim, uma vez identificada a maneira pelo qual o aluno ou paciente se apropria melhor do conhecimento, mas fácil fica a construção e elaboração do processo de aprendizagem. A essa maneira própria de se adaptar com maior facilidade podemos chamar de modalidade de aprendizagem e/ou instrumento de aprendizagem.

Se o professor tiver conhecimento da modalidade de aprendizagem do seu aluno, poderá transformar-se em um facilitador do processo ensino-aprendizagem.

Exigir determinada atuação padrão dos alunos é um caminho improdutivo; cada um é um, com o seu próprio tempo lógico e psicológico, e cada um tem uma maneira específica de lidar com o conhecimento. Respeitar esta "veia", este "canal" para o ato de aprender é preservar o cérebro de uma possível sobrecarga, que só contribuiria para uma desintegração total da aprendizagem.

Na clínica psicopedagógica, uma vez identificada a modalidade de aprendizagem no indivíduo, esta se torna o viés para a condução do processo ensino-aprendizagem.

CONCEITOS DE APRENDIZAGEM

A Psicopedagogia é uma área interdisciplinar fundamentada em conteúdos psicológicos e pedagógicos, bem como em contribuições da fonoaudiologia, da linguística, da neurologia, dentre outros campos específicos de conhecimento. Sua ação visa a melhor compreensão do processo de aprendizagem humana e suas repercussões no desenvolvimento do indivíduo, identificando sua apropriação do conhecimento, da evolução e dos fatores interferentes, propiciando o reconhecimento, o tratamento e a prevenção das alterações da aprendizagem que deles decorrem.

O termo aprendizagem, com o qual trabalha a Psicopedagogia, remete a uma visão de homem como sujeito ativo em um processo de interação com o meio físico e social, em cujo processo interfere seu equipamento biológico, suas condições afetivo-emocionais e intelectuais.

A importância de se encarar o aluno em sua totalidade, considerando os diversos sistemas nos quais está inserido, especialmente *família e escola*, visando a harmonização dos fatores que interferem no seu processo de aprendizagem. O diagnóstico psicopedagógico passa, então, a se assentar em diversos sujeitos e sistemas inter-relacionados, como escola, professor, aluno, família.

A complexidade do fenômeno em questão – a aprendizagem humana – tem a dimensão da própria vida. Bossa costuma trabalhar com uma definição de aprendizagem inspirada em Bleger. Em Psicologia da Conduta, Bleger nos diz que "a conduta e a personalidade têm um desenvolvimento no qual vão se organizando progressivamente, respondendo a um processo dinâmico no qual podem se modificar de maneira mais ou menos estável".

Para Bossa, a aprendizagem é o processo pelo qual a conduta modifica-se de maneira estável à raiz das experiências do sujeito. Portanto, embora o conceito de aprendizagem tenha sobre si o peso da tradição intelectualista, abarca muito mais. Por isso, a despeito da importância que esse aspecto possa ter, ele é só uma parte da aprendizagem total que o ser humano realiza.

A autora atenta para o fato de que essa definição de aprendizagem, por si só, justifica o caráter multidisciplinar da Psicopedagogia. Assim, é imprescindível que o psicopedagogo tenha flexibilidade e abertura para integrar, articular e compartilhar conhecimentos e experiências com profissionais cujas abordagens sejam distintas da sua. Não se pode perder de vista que se trata de um mesmo fenômeno, analisado através de perspectivas diferentes e que não são excludentes; ao contrário, se complementam.

Por isso, para Bossa, trabalhar junto a profissionais com outras abordagens psicopedagógicas é sempre uma experiência muito enriquecedora.

CAPÍTULO 3

Psicopedagogia Clínica

HISTÓRIAS, CONCEITUAÇÃO E CAMPO DE ATUAÇÃO CLÍNICA

A professora, pediatra e psicanalista Arminda Aberastury foi a primeira europeia a atuar na América Latina, e, na década de 1940, a Psicopedagogia aparece como uma disciplina na recém-criada Faculdade de Psicologia da Universidade Del Salvador, Buenos Aires. Em 1956, na Argentina, a Psicopedagogia torna-se um curso de graduação de 3 anos.

Foi, também, no século XX que Maria Montessori, educadora e psiquiatra italiana, criou um método de aprendizagem destinado, inicialmente, às crianças com retardo mental e que ficou notório pela expressão: "o que é bom para o excepcional é excepcionalmente bom para o normal".

Esse movimento de especialização para atender convenientemente aos, então, chamados alunos deficientes, físicos ou mentais, cada vez mais se cristalizava e evidenciava as diferenças entre os indivíduos, pois focava, preferencialmente, nas incapacidades e dificuldades dessas pessoas, propondo um modelo de diagnóstico e tratamento terapêutico para os estudantes com dificuldades na aprendizagem.

No Brasil, o atendimento escolar a pessoas com algum tipo de deficiência teve início em 12 de setembro de 1854. Na ocasião o imperador D. Pedro II fundou a primeira escola para cegos na cidade do Rio de Janeiro: o Imperial Instituto dos Meninos Cegos, conhecido atualmente como Instituto Benjamin Constant, localizado na Urca. Das escolas especializadas nesta ou naquela deficiência física ou mental, passou-se a ter classes especiais inseridas nas escolas regulares, buscando-se a integração social de todas as crianças.

Considerando os resultados deficitários da Educação Especial entre as décadas de 1970 e 1980, as políticas e práticas em educação passaram por grandes mudanças. Entre elas, começou-se a indicar a inserção dos alunos com Necessidades de Educação Especial (NEE) nos sistemas regulares de ensino, de modo a usufruírem da companhia social menos restritiva e de oportunidades educacionais mais amplas. Surge então a Educação inclusiva, que gradualmente acabou por se estender a todo o contexto educativo, público e privado, amparada por lei.

A inclusão, ainda que decorrente da integração, se diferencia desta na medida em que preconiza que não são as crianças que devem ajustar-se às exigências da escola, mas sim que esta deve reestruturar o sistema de educação, tornando-se capaz de efetivamente cuidar de todos os alunos, e não fazendo apenas adaptações para aceitar um grupo de alunos.

Na busca pelo reconhecimento do direito de todas as crianças frequentarem a escola regular, se estabelece um conceito mais claro de NEE (Necessidades de Educação Especial), que pode ser definido como: crianças que por razões congênitas ou adquiridas apresentam dificuldades de aprendizagem ao longo da escolaridade, as quais diminuem a capacidade adaptativa ao meio e por isso necessitam de atenção específica e de mais recursos educativos para minimizar desvantagens e otimizar suas reais capacidades.

É impossível falar da inclusão e de portadores de necessidades educacionais sem lembrar da importância da Psicopedagogia para que esse movimento tenha sucesso. A Conferência Mundial sobre Educação Especial em Salamanca, em 1984, representou uma grande mudança, já que foram lançadas as bases políticas da educação inclusiva, que traçou um plano progressivo de inclusão social da escola nas respectivas comunidades.

A importância da Psicopedagogia ficou ainda mais clara quando se passou a delinear as diferenças entre os enfoques da Educação Especial e da Psicopedagogia, já que o manejo psicopedagógico permite a realização do potencial de aprendizagem do sujeito impedido por fatores que desautorizam a apropriação do conhecimento, assim como o diagnóstico e a intervenção psicopedagógica promovem a melhoria das condições de aprendizagem.

Por volta do anos 1970, em razão da demanda social, muitos profissionais engajados no estudo das causas e intervenções dos problemas de aprendizagem trouxeram da França para a Argentina os aportes teóricos sobre a Psicopedagogia.

Em 1979, em São Paulo, foi criado o primeiro curso de pós-graduação em Psicopedagogia, no Instituto Sedes Sapientiae, por iniciativa de Maria Alice Vassimon, pedagoga, e Madre Cristina Sodré Dória, diretora desse Instituto.

Surge, em 1980, a Associação Estadual de Psicopedagogos de São Paulo (AEP), que, 6 anos mais tarde, se transformou em Associação Brasileira de Psicopedagogia (ABPp).

A Psicopedagogia nasceu da necessidade de uma melhor compreensão do processo de aprendizagem e se tornou uma área de estudo específica que busca conhecimento em outros campos e cria seu próprio objeto de estudo (Bossa, 2000, p. 23).

Ocupa-se do processo de aprendizagem humana: seus padrões de desenvolvimento e a influência do meio nesse processo. Atualmente, a clínica psicopedagógica corresponde a um de seus campos de atuação, cujo objetivo é diagnosticar e tratar os sintomas emergentes no processo de aprendizagem. O diagnóstico psicopedagógico busca investigar, pesquisar para averiguar quais são os obstáculos que estão levando o sujeito à situação de não aprender, aprender com lentidão e/ou com dificuldade; esclarece uma queixa do próprio sujeito, da família ou da escola.

Visca (1987) foi um dos primeiros psicopedagogos a se preocupar com a epistemologia da Psicopedagogia e propôs estudos com base no que se chamou de epistemologia convergente, resultado da assimilação recíproca de conhecimentos fundamentados no construtivismo, estruturalismo construtivista e no interacionalismo. Essas contribuições influenciaram a Psicopedagogia brasileira, mas diferenciam-se, dependendo da região.

O autor citado merece muita consideração neste trabalho, entendendo-se que a Psicopedagogia nasceu na Argentina e que Jorge Visca é considerado, pela literatura dos profissionais da área, como sendo "o Pai da Psicopedagogia".

Moojen (1998) escreve que, a partir de trabalhos de pesquisa e de prática nas áreas clínica, institucional, preventiva ou curativa, busca-se o conceito implícito que delineia a teoria e a prática psicopedagógica brasileira.

Essa mesma autora descreve uma visão evolutiva da Psicopedagogia através de 3 momentos históricos, sendo que justifica a pertinência das contribuições de autores de outras nacionalidades, pois, conforme supracitado, a Psicopedagogia não é uma "invenção" brasileira.

A autora justifica, ainda, a complexidade dessa tarefa por coexistirem no Brasil diversos perfis de psicopedagogos. Isso se deve, em parte, à nossa grande extensão territorial e ao "caldeirão de culturas" em que estamos submersos. De outra parte, a formação do profissional, em nível de pós-graduação, recebe graduados de Pedagogia, Psicologia e Fonoaudiologia, além de outras áreas afins, o que acaba justificando perfis de atuação diferentes.

De acordo com Lino de Macedo, citado por Moojen (1998), "a Psicopedagogia é uma descoberta e invenção, como área de conhecimento, que alcançou sua especificidade (objeto, método, campos de aplicação, critérios de formação etc.) apenas neste século. Ela reuniu e deu estatuto científico e profissional a conhecimentos antes produzidos e disseminados em muitas outras áreas".

Com relação à citação de Moojen sobre os 3 momentos históricos, podemos elencar que: o primeiro momento é descrito como o nascimento da Psicopedagogia na década de 1960 na fronteira entre a Pedagogia, a Psicologia e a Medicina (mais especificamente a Neurologia), que visava ao atendimento de crianças com "distúrbios" de aprendizagem e, portanto, inaptas dentro do sistema educacional convencional. Naquela época a Psicopedagogia, síntese simplificada de múltiplos conhecimentos psicológicos, pedagógicos e neurológicos, tinha como objeto de estudo os distúrbios de aprendizagem e sua etiologia.

Eram frequentes os encaminhamentos a neurologistas, psicólogos e aos "reeducadores", visto que o indivíduo com distúrbios poderia realizar tratamentos nessas 3 áreas concomitantemente. Tais distúrbios eram analisados de forma individual, com perspectiva de origem psiconeurológica, e a prática psicopedagógica, segundo Edith Rubinstein, "estava voltada para o desenvolvimento de metodologias que melhor atendessem aos portadores de dificuldades, tendo como objetivo fazer a reeducação ou remediação e desta forma promover o desaparecimento do sintoma" (Rubinstein, *apud* Bossa, 1994, p. 9).

Com relação ao aspecto reeducativo daquela época, retratava-se uma sobre-valorização quanto aos desenvolvimentos perceptivo e motor.

O segundo momento, nas décadas de 1970 e 1980, marcou a preocupação da Psicopedagogia voltada para o aspecto da aprendizagem.

De acordo com Nádia Bossa, "o reconhecimento do caráter interdisciplinar significa admitir a sua especificidade, uma vez que a Psicopedagogia, na busca de conhecimentos de outros campos, cria o seu próprio objeto, condição essencial da interdisciplinaridade" (2000, pp. 5-6).

Segundo Bossa, "é uma ilusão pensar que tal processo nos conduza, a todos, a um único caminho. O tema da aprendizagem apresenta tamanha complexidade que tem a dimensão da própria natureza humana" (1994, p. 9).

Nessas décadas de 1970 e 1980, a prática psicopedagógica é bastante variada e depende das articulações feitas pelos psicopedagogos com as demais ciências. O resultado é o psicopedagogo com uma visão predominantemente psicológica ou psicanalítica, o psicopedagogo com uma visão predominantemente psicomotricista, o psicopedagogo especialista em Matemática, entre outros enfoques.

O terceiro momento, reconhecido por estar ainda bem ligado ao segundo, é marcado pela preocupação do ser em processo de construção do conhecimento.

Assim sendo, como evidenciado pelas pesquisas e de acordo com esses autores que descrevem o processo histórico da ciência Psicopedagogia, podemos observar que a interdisciplinariedade e a transdisciplinariedade, aliadas à reflexão da prática profissional, são elos que contribuem para que a Psicopedagogia se mantenha nessa caminhada junto às demais ciências.

Atualmente, a Psicopedagogia integra com propriedade as prerrogativas de educação para o terceiro milênio, sendo que as dificuldades a serem superadas resumem-se na disposição de continuar se posicionando frente à realidade, promovendo a integração e a articulação das unidades e dos diferentes conhecimentos sobre o ensinar e o aprender. Isso significa a abertura para uma nova forma de produzir conhecimento.

No Brasil, muito se ateve, inicialmente, à crença de que os problemas de aprendizagem estavam entrelaçados às questões de ordem orgânica, sendo que um estudo psicopedagógico mais aprofundado começou a oferecer destaque a partir dos anos 1970, através dos primeiros núcleos de estudos e de aprofundamentos.

Sara Pain, Alícia Fernández, Jorge Visca foram estudiosos de grande destaque que impulsionaram, através da contribuição argentina, publicações de literatura específica sobre a Psicopedagogia.

Na década de 1980, Visca criou os Centros de Estudos Psicopedagógicos (CEP) no Rio de Janeiro, em Curitiba e em Salvador, sendo que os cursos traziam a Formação Clínica Psicopedagógica. Ainda em 1980, criou-se a Associação de

Psicopedagogos de São Paulo e, em 1985, a Associação Brasileira de Psicopedagogia.

Com relação a essa Associação, podemos dizer que há o objetivo de tornar conhecido o campo de atuação da Psicopedagogia, divulgando, através de publicações, situações de aprendizagem que se destinaram a pesquisas e experiências, em Boletins e Revistas Psicopedagógicas.

A Associação de Psicopedagogia também iniciou a organização de eventos com dimensões nacionais, proporcionando discussões sobre os parâmetros para a formação do profissional. Consequentemente, duas situações importantíssimas surgiram:

1. Criação do Código de Ética do Psicopedagogo.
2. Projeto de Lei para a regulamentação da profissão de psicopedagogo nº 7855/10 (atual).

Atualmente, a representação pela ABPp se dá em vários Estados, sendo que no Paraná existem duas seções, uma em Londrina (Paraná-Norte) e uma em Curitiba (Paraná-Sul). No Estado do Rio de Janeiro temos uma sede da ABPp bastante atuante no sentido de dar suporte técnico psicopedagógico aos psicopedagogos associados e titulares, caracterizando-se por eticidade, preocupação com a qualificação profissional e a identidade profissional dos psicopedagogos.

A ABPp sugere um modelo de linha curricular, na qual devem estar inseridos fatores como: disciplina inicial de introdução à Psicopedagogia, abordando histórico, campos de atuação, identidade e ética psicopedagógica; disciplinas que contemplem aspectos relacionados às dificuldades/alterações que podem surgir nessas várias áreas e sua repercussão no processo de aprendizagem; disciplinas específicas relacionadas ao âmbito clínico e institucional, diagnóstico e intervenção psicopedagógica; estágio supervisionado; disciplinas relacionadas às pesquisas psicopedagógicas. Recomenda, ainda, que os professores devam ter experiência na prática ou pesquisa psicopedagógica e que o coordenador detenha conhecimentos da área, mantendo contato com a associação da classe e com outros coordenadores de cursos de Psicopedagogia. Esta parte, sobre as recomendações com relação à formação do psicopedagogo, deve ocorrer de forma simultânea às recomendações realizadas em conformidade com a postura ética.

Como aporte legal dos psicopedagogos temos o Código de Ética da categoria, que conceitua em seu artigo 1º **a Psicopedagogia como um campo de atuação em Saúde e Educação que lida com o processo de aprendizagem humana; seus padrões normais e patológicos, considerando a influência do meio – família, escola e sociedade – no seu desenvolvimento, utilizando procedimentos próprios da Psicopedagogia.**

Ressalta também que a intervenção psicopedagógica é sempre da ordem do conhecimento relacionado com o processo de aprendizagem. Ainda no Código de Ética, no artigo 2º, é pontuado que a Psicopedagogia é de natureza interdisciplinar. Utiliza recursos das várias áreas do conhecimento humano para a compreensão do ato de aprender, no sentido ontogenético e filogenético, valendo-se de métodos e técnicas próprios. Desta forma, o trabalho psicopedagógico é de natureza clínica e institucional, de caráter preventivo e/ou remediativo.

Assim, de um enfoque meramente clínico, centrado nas patologias dos problemas de aprendizagem, para um enfoque multidisciplinar, levou-se em conta uma pluricausalidade de fatores que interferem no processo de aprender, sem perder de vista a dimensão mais ampla da sociedade. Além de dominar a patologia e a etiologia dos problemas de aprendizagem, aprofundou conhecimentos que contribuem não só para o manejo dos problemas de aprendizagem, mas para a melhoria da qualidade de ensino. Ao utilizar-se de várias áreas do conhecimento para aprofundar seu campo de estudo e atuação, a Psicopedagogia deixou de privilegiar esta ou aquela corrente de pensamento, esta ou aquela ciência. Dessa forma, contribui para a percepção global do fato educativo e para a compreensão satisfatória dos objetivos da Educação e da finalidade da escola, possibilitando, assim, uma ação transformadora.

INTERVENÇÕES COMUNS NA PSICOPEDAGOGIA CLÍNICA

A não aprendizagem na escola é uma das causas do fracasso escolar. Segundo Weiss, fracasso escolar seria uma resposta insuficiente do aluno a uma demanda da escola. A questão do fracasso escolar na perspectiva psicopedagógica clínica deverá ser analisada considerando as relações existentes entre a produção escolar, o contexto sociocultural, a estrutura orgânica e a estrutura interna do sujeito. Weiss ainda afirma que a aprendizagem normal se dá de forma integrada no aluno, no seu pensar, sentir, falar e ouvir.

O processo de análise para uma hipótese diagnóstica na Psicopedagogia é, em si, uma investigação que segue parâmetros definidos pelo psicopedagogo para buscar as causas de uma queixa do sujeito, da família ou da escola. O foco do diagnóstico é o obstáculo no processo de aprendizagem.

O objetivo do diagnóstico não é a inclusão do sujeito em uma categoria do não aprender, mas obter uma compreensão global da sua forma de aprender e dos desvios que estão ocorrendo nesse processo que leve a um prognóstico e ao encaminhamento para o problema de aprendizagem. Procura-se organizar os dados obtidos em relação aos diferentes aspectos envolvidos no processo de aprendizagem de forma particular, pertencentes somente àquele sujeito investigado. Nessa perspectiva, estamos submetendo o diagnóstico psicopedagógico ao método clínico.

Durante a metodologia psicopedagógica e a intervenção clínica, o método clínico deve ser de conversação livre com a criança, o adolescente ou adulto sobre um tema dirigido pelo interrogador, que segue as respostas dadas, que lhes pede que justifiquem o que diz, expliquem, digam por que, que lhes faz contrassugestões etc. Investiga-se a criança, o adolescente e sujeito em cada uma de suas respostas, sempre guiados pelo sujeito, fazendo com que ele fale cada vez mais livremente. Assim, acaba-se por obter, em cada um dos domínios da inteligência, um procedimento clínico de exame, análogo ao que os psiquiatras adotaram como meio de diagnóstico (Carraher, 1998, p. 6).

Ao realizar as experiências com crianças e adolescentes deve-se procurar seguir determinados passos, tendo objetivos a ser alcançados, no sentido de compreender como as crianças e os adolescentes percebem determinados fenômenos e quais são suas teorias a respeito. A partir desses estudos, é possível refletir sobre como se processa a aprendizagem e o que se pode propor para tal.

Essa forma de atuar na clínica psicopedagógica possibilita ao terapeuta levantar hipóteses provisórias que poderão ser testadas continuamente ao longo do diagnóstico até chegar a uma hipótese final, que resultará no relato de devolução para a família ou o especialista que sugeriu o encaminhamento.

A dificuldade percebida pelo indivíduo, pela escola, família e pelo grupo social é o sintoma, ou seja, "o que emerge da personalidade em interação com o sistema social em que está inserido o sujeito" (Weiss, *op. cit.* 1992, p. 28). Podemos dizer que um obstáculo apresentado em uma situação pode não aparecer em um contexto diferente.

A partir da constatação de um desvio no processo de aprendizagem, é necessário que se formule a pergunta: "Desvio em relação a quê?" Essa indagação é fundamental no processo diagnóstico, pois irá definir a qualidade e a quantidade desse desvio e sua importância no desenvolvimento escolar.

Após a análise do desvio, é possível planejar a hipótese diagnóstica. Para começar o processo diagnóstico o terapeuta precisa considerar 2 grandes eixos de análise que devem interagir de forma dialética: o horizontal (a-histórico) e o vertical (histórico). No eixo horizontal, explora-se basicamente a situação do presente, buscando as causas que existem em paralelo no tempo como sintoma.

O diagnóstico psicopedagógico é um processo sistêmico que tem um caráter dialético e busca entender causas, a partir de uma sintomatologia, que leva às intervenções pertinentes a fim de produzir o equilíbrio do sujeito em análise ou da instituição pesquisada. O diagnóstico psicopedagógico se reveste de plasticidade e reversibilidade, já que pode ser revisado no contínuo do seu movimento. As intervenções se dão a partir de uma postura investigadora do psicopedagogo, seja na clínica ou na instituição.

A Psicopedagogia Clínica estuda a aprendizagem normal e patológica tanto com um sentido preventivo como terapêutico, sendo investigados o significado, as causas e a modalidade de aprendizagem do sujeito com intervenções realizadas – a partir de uma metodologia clínica – no intuito de ressignificar o processo e/ou sanar as dificuldades. Com um olhar focalizado na história do sujeito, trabalha sobre as causas a partir da identificação dos sintomas, focando as intervenções nas "queixas" do sujeito.

Na clínica se estabelece a pesquisa diagnóstica com algumas intervenções e/ou avaliações que podem, em linhas gerais, ser modificadas e readequadas, dependendo do caso: a EFES – Entrevista Familiar Exploratória Situacional, que tem como objetivo a compreensão da queixa nas dimensões familiar e escolar, a percepção das relações familiares, além do engajamento dos pais e da criança no processo de diagnóstico; Sessões lúdicas centradas na aprendizagem; EOCA – Entrevista Operativa Centrada na Aprendizagem; observação frente à produção do sujeito; testes e provas Operatórias; Testes Projetivos Gráficos; Questionário Desiderativo; Provas Pedagógicas; Provas Psicomotoras; Entrevista de Anamnese e aplicação de demais *softwares* educacionais com objetivos específicos para trabalho direcionado à (re)significação da aprendizagem.

Embora a hipótese diagnóstica esteja centrada na avaliação psicopedagógica do sujeito, portanto, nos momentos em que o terapeuta utiliza suas intervenções e intercursões, é importante ter sensibilidade aguçada para o momento da EFES, pois nesse momento a família revela e deixa "certeiras" impressões sobre que viés o terapeuta deve seguir. É no momento de "escuta" da EFES que ficam os sinais relevantes da queixa e as "sombras" da dinâmica familiar que está inserida no contexto.

A aplicação da EOCA permite a observação e análise do sintoma através da temática, da dinâmica e da produção do sujeito ou do grupo e a utilização do Quadro Auxiliar, que visa facilitar o acesso às informações obtidas no decorrer do processo diagnóstico, podendo ser adaptado conforme as necessidades de cada profissional.

O Questionário Desiderativo também revela algumas possibilidades de vínculo estabelecidas com o sujeito. No momento do encaminhamento, da Devolutiva ou do Informe Psicopedagógico, ocorre o fechamento da sequência de hipóteses diagnósticas do psicopedagogo, tanto no âmbito da clínica como da instituição.

O diagnóstico psicopedagógico é um instrumento que investiga os elementos que se interpõem no processo de aprendizagem do sujeito. Embora todos os fatores para o levantamento de hipóteses estejam em um entorno de vários aspectos, percebe-se claramente que aprendizagem está associada à afetividade e o quanto ela é importante para se aprender.

Na verdade, quando o vínculo é estabelecido ou reconstruído, as possibilidades de aprendizagem se renovam. Essa afirmativa é confirmada nos casos em que no consultório o aluno e/ou paciente revela dificuldade de aprendizagem proveniente de questões emocionais voltadas para a escola, quer por ausência de afetividade em relação à professora ou por problemas familiares. Em contrapartida, nos casos em que há boa aceitação do sujeito relativa à professora e à escola, a aprendizagem ocorre de forma promissora.

O terapeuta pode pensar de forma saudável que o sujeito aprendente está lá ou aqui e encontra-se num espaço temporal, dimensional e existencial permeado de suposições sobre o eu orgânico, o eu emocional, o eu mental, o eu psíquico, o eu energético. Tais impressões são mediatizadas pelo outro – a família, a escola, a religião, o Estado – e transformadas em mitos, meias-verdades refletidas nos espelhos das verdades do outro, espaços do eu que, por vezes, são intangíveis, mas que de alguma forma são organizados pelas estruturas cognitivas.

CAPÍTULO 4

TDAH – Transtorno de Déficit de Atenção e Hiperatividade

DEFINIÇÃO

O **Transtorno de Déficit de Atenção e Hiperatividade (TDAH)** é uma doença, ou melhor dizendo, um transtorno neurobiológico, inicialmente vinculado a uma lesão cerebral mínima. Por volta dos anos 1960, pela dificuldade de comprovação da lesão, sua definição adquiriu uma perspectiva mais funcional, caracterizando-se como uma síndrome de conduta, tendo como sintoma primordial a atividade motora excessiva. Existe também o Distúrbio de Déficit de Atenção sem hiperatividade. A doença nasce com o indivíduo e já aparece na pequena infância, quase sempre acompanhando o indivíduo por toda a vida.

O transtorno se caracteriza por sinais claros e repetitivos de desatenção, hiperatividade (inquietude) e impulsividade, mesmo quando o paciente tenta não mostrá-lo. Existem vários graus de manifestação do TDAH, os mais caracterizados são tratados com medicamentos, como o cloridrato de metilfenidato (Ritalina, em sua versão comercial). Recebe, às vezes, o nome DDA (Distúrbio de Déficit de Atenção) ou SDA (Síndrome do Déficit de Atenção). Em inglês, também é chamado de ADD, as iniciais de **Attention Deficit/Hyperactivity Disorder (ADHD.)**

A **Associação Brasileira do Déficit de Atenção (ABDA)**, fundada em 1999, relata que em 1902 surge a primeira descrição oficial do que hoje chamamos de TDAH, quando na ocasião um pediatra inglês, chamado George Still, apresentou alguns casos de fundamentação meramente clínica de crianças com hiperatividade e outras alterações comportamentais, que, na sua visão, não poderiam ser entendidas tão somente como falhas educacionais ou problemas de ordem ambiental, mas que teriam explicação por algum transtorno cerebral desconhecido na época.

Sendo assim, há cerca de alguns anos o atual TDAH era conhecido como síndrome da criança hiperativa, lesão cerebral mínima, disfunção cerebral mínima, transtorno hipercinético, transtorno primário de atenção.

Segundo a definição proposta pela ABDA, o TDAH é um transtorno neurobiológico que apresenta origem genética de longa duração, persistindo por toda a vida da pessoa, com início na infância, e comprometendo o funcionamento da pessoa em vários setores da vida. A ABDA ratifica ainda que tal transtorno se caracteriza por 3 grupos de alteração: hiperatividade, desatenção e impulsividade.

PRINCÍPIOS, HISTORICIDADE CLÍNICA, CARACTERÍSTICAS, SINTOMATOLOGIA

Por volta da década de 1980, a partir de novas investigações, passaram-se a ressaltar aspectos cognitivos da definição de síndrome, principalmente o déficit de atenção e a impulsividade ou falta de controle, considerando-se, além disso, que a atividade motora excessiva é resultado do alcance reduzido da atenção da criança, do adolescente ou adulto e da mudança contínua de objetivos e metas a que são submetidos.

É uma doença reconhecida pela OMS (Organização Mundial da Saúde), havendo inclusive, em muitos países, leis de proteção, assistência e ajuda tanto aos que têm esse transtorno ou distúrbios quanto aos seus familiares. Há muita controvérsia sobre o assunto. Há especialistas que defendem o uso de medicamentos e outros que, por tratar-se de um transtorno social, entendem que o indivíduo deve aprender a lidar com ele sem a utilização de medicamentos.

Contudo o essencial é que pais, professores e especialistas atentem para o fato de que a falta de limite não se torne a banalização do transtorno. Habitualmente temos observado no consultório que pais e alguns professores desconhecidamente associam o sujeito sem limites e desafiador à sintomatologia do transtorno. O Transtorno de Déficit de Atenção e Hiperatividade não pode ser, sob hipótese alguma, um passe para o sujeito sem limite e tampouco servir de justificativa para os pais permissivos e que não lidam adequadamente com a falta de limites.

A **hiperatividade** é o aumento da nossa atividade motora, portanto o hiperativo é inquieto, está quase que constantemente em movimento. No caso dos alunos em classe, os professores revelam nos consultórios, através de depoimentos, entrevistas ou relatório pedagógico, que esses alunos se mexem o tempo inteiro na carteira, falam demais, implicam com os colegas, pedem excessivamente para ir ao banheiro, apontar lápis ou beber água. Alegam que eles parecem estar com pilhas ou motores elétricos, pois raramente conseguem se manter sentados, apresentam uma hipercinética bem evidenciada.

Alguns relatos no consultório afirmam que esses alunos sempre apresentam determinados movimentos repetitivos, tais como mexer as mãos, sacudir as pernas, bater os pés, correr pela sala de aula involuntariamente, subir nas cadeiras, e demonstram predileção por lugares perigosos. Na hora do recreio têm por hábito alimentar-se correndo.

Alguns responsáveis relatam também o fato de que eles não se sentam para assistir a um programa de televisão.

A **impulsividade** é a deficiência de controle dos impulsos. Podemos entender como uma resposta automática e imediata a um estímulo. Como exemplo podemos citar o fato de que, se desejamos comer um doce saboroso, e quando vemos alguém comendo esse doce, momentaneamente, sem pensar, o tiramos da mão da pessoa. Podemos, então, afirmar que agimos por impulsividade. Outro exemplo é quando agredimos alguém que nos ofendeu, revidando sem refletir.

A impulsividade é muito comum nas crianças que não possuem um senso comum equilibrado e que têm por hábito agir "sem freios".

Somente à medida que a criança cresce e vai organizando suas estruturas internas de inibição da resposta imediata e refletindo sobre as suas ações é que essa impulsividade vai diminuindo. No sexo feminino são mais frequentes esses casos que cursam sem a hiperatividade.

Quem tem impulsividade, tem reações súbitas, sem pensar, de supetão. Costuma agir sem pensar, sem refletir, responde perguntas sem ouvi-las ou compreendê-las, age pela primeira impressão com impaciência para esperar e ouvir. Quando criança, nas brincadeiras, não espera a sua vez e, quando adulto, nas discussões saudáveis, faz o mesmo.

É bastante costumeiro um adolescente ou um adulto impulsivo cometer várias infrações no trânsito, em virtude de não conseguir esperar. A impulsividade aparece em ações como: comer, falar, comprar, chorar, brigar, tudo realizado de forma impulsiva. Nos adultos, muitos terminam relacionamentos por impulsividade, sem pensar, movidos por meio de reações explosivas e súbitas.

A **desatenção** está associada à falta de atenção extrema, fora dos padrões da normalidade, aparecendo de diversas formas. A pessoa não consegue manter atenção e tampouco a concentração por muito tempo. Como exemplo, pode-se citar aquele aluno que começa a ler um livro e não termina, inicia a tarefa e não conclui, fala com a professora e não se recorda da solicitação feita por ela e muito mal se lembra do acordo firmado e estabelecido quanto às regras de convívio. É bastante comum os alunos, no meio de uma explicação ou conversa, perderem o fio da meada, cometerem erros ou equívocos nas avaliações em conteúdos que dominam.

Nos portadores de TDAH é comum que qualquer coisa em classe desvie a sua atenção, desde o barulho do ventilador até o fato de o colega ao lado abrir a mochila para retirar o material. O desatento se perde nas suas próprias ações, inicia uma tarefa e não a conclui, porque muitas das vezes esquece o que ia fazer ou falar.

O que ocorre com esses pacientes e alunos é o fato de que um tipo de memória denominada memória de curto prazo ou memória operacional acaba falhando.

É importante também esclarecer que hiperatividade não é sinônimo de TDAH, visto que hiperatividade revela apenas o aumento da atividade motora e esse sintoma pode ser encontrado em outros transtornos psíquicos, como no transtorno bipolar, na esquizofrenia, em alguns quadros de ansiedade, choques emocionais, hipertireoidismo, doenças cerebrais e em reações medicamentosas provocadas por determinados remédios (antialérgicos, antiasmáticos, entre outros). O próprio medicamento destinado a tratar os portadores de TDAH pode ter como reação adversa a intensificação da hiperatividade.

Segundo os autores Rohde e Benczick, o TDAH é um problema de saúde mental que tem como características básicas a desatenção, a agitação (hiperatividade) e a impulsividade, podendo levar a dificuldades emocionais, de relacionamento, bem como a baixo desempenho escolar; pode ser acompanhado de outros problemas de saúde mental. Os autores Rohde e Benczich caracterizam o TDAH em 2 grupos de sintomatologia, a saber:

Os sintomas relacionados com a desatenção apresentam como características:

- Ter dificuldade para se concentrar.
- Não prestar atenção em detalhes.
- Não prestar atenção ao que lhe é dito.
- Ter dificuldade em seguir regras e instruções; desviar a atenção com outras atividades.
- Não terminar o que começa.
- Ser desorganizado.
- Evitar atividades que exijam um esforço mental continuado.
- Perder coisas importantes.
- Distrair-se facilmente com coisas alheias ao que está fazendo.
- Esquecer compromissos e tarefas.
- Problemas financeiros.
- Tarefas complexas se tornam entediantes e ficam esquecidas.
- Dificuldade em fazer planejamento de curto ou de longo prazo.

Já os sintomas relacionados com a hiperatividade/impulsividade podem ser identificados como:

- Ficar remexendo as mãos e/ou os pés quando sentado.
- Não permanecer sentado por muito tempo.
- Pular, correr excessivamente em situações inadequadas.
- Sensação interna de inquietude.
- Ser barulhento em atividades lúdicas; ser muito agitado.
- Falar em demasia.
- Responder às perguntas antes de estas serem concluídas.
- Ter dificuldade de esperar sua vez.
- Intrometer-se em conversas ou jogos dos outros.

Para se diagnosticar um caso de TDAH é necessário que o indivíduo em questão apresente pelo menos **6** dos sintomas de desatenção e/ou **6** dos sintomas de hiperatividade; além disso os sintomas devem manifestar-se em pelo menos 2 ambientes diferentes e por um período superior a 6 meses, pois desse modo poderíamos descartar intercorrência de fatores ambientais ou emocionais.

Desta forma, as pesquisas têm apresentado como possíveis causas de TDAH: hereditariedade; problemas durante a gravidez ou no parto; exposição a determinadas substâncias (chumbo); ou problemas familiares como funcionamento familiar caótico, alto grau de discórdia conjugal, baixa instrução, ausência de autoestima, famílias com baixo nível socioeconômico, ou famílias com apenas um dos pais. Famílias caracterizadas por alto grau de agressividade nas interações podem contribuir para o aparecimento de comportamento agressivo ou de oposição desafiante nas crianças.

Segundo Goldstein, alguns fatores podem propiciar o aparecimento do TDAH quando em condições favoráveis, por isso as causas do TDAH vão de uma vulnerabilidade herdada ao transtorno que vai se manifestar de acordo com a presença de desencadeadores ambientais. Ansiedade, frustração, depressão ou criação imprópria podem levar ao comportamento hiperativo.

O diagnóstico de TDAH é fundamentalmente clínico, podendo ser feito por profissional que conheça o transtorno em sua especificidade, e uma vez diagnosticado, o tratamento baseia-se em medicação, se necessário, e acompanhamento psicológico, fonoaudiológico ou psicopedagógico.

Não obstante, o termo hiperatividade tem sido popularizado e muitas crianças *rotuladas* erroneamente. É preciso cuidado ao se caracterizar uma criança, um adolescente ou adulto como portador de TDAH. Somente um médico (preferencialmente psiquiatra) ou psicólogo especializado podem confirmar a suspeita de outros profissionais de áreas afins, como fonoaudiólogos, educadores ou psicopedagogos, que devem encaminhar a criança para o devido diagnóstico. Hoje já se sabe que a área do cérebro envolvida nesse processo é a região orbital frontal (parte da frente do cérebro), responsável pela inibição do comportamento, pela atenção sustentada, pelo autocontrole e pelo planejamento para o futuro.

Entretanto, é importante frisar que o cérebro deve ser visto como um órgão cujas partes apresentam grande interligação, fazendo com que outras áreas que possuam conexão com a região frontal possam não estar funcionando adequadamente, levando a sintomas semelhantes aos de TDAH. Os neurotransmissores que parecem estar deficitários em quantidade ou funcionamento, em indivíduos com TDAH, são basicamente a dopamina e a noradrenalina, que precisam ser estimuladas através de medicações.

USO DE MEDICAMENTOS NOS PORTADORES DE TDAH

Algumas pessoas precisam tomar estimulantes como forma de minorar os sintomas de déficit de atenção/hiperatividade, entretanto nem todas respondem positivamente ao tratamento. É importante que seja avaliada criteriosamente a utilização de medicamentos em função dos efeitos colaterais que os mesmos possuem. Em alguns casos, não apresentam nenhuma melhora significativa, não se justificando seu uso. A duração da administração de um medicamento também é decorrente das respostas dadas ao uso e de cada caso em si.

Em determinadas famílias o alto grau de desatenção pode ser confundido com timidez, baixa autoestima e isolamento social, contudo o acompanhamento médico e psicopedagógico quando associados a avaliação neuropsicológica surtem efeitos positivos. Vejamos o parecer a seguir:

AVALIAÇÃO PSICOPEDAGÓGICA

Identificação do paciente
Nome: F
Filiação: XXXXXXXX e XXXXXXXXXXXXX
Data de nascimento: 18/07/1997
Escolaridade: 8º ano – 7ª série
Escola: Y
Data do primeiro atendimento: 14/10/2010

Queixa principal
- Dificuldade de aprendizagem, desatenção e baixo rendimento escolar.
- Paciente indicado por neuropsicóloga para atendimento psicopedagógico.

Aportes complementares
- Paciente faz uso de medicação específica sob indicação do neurologista, apresentou encaminhamento contendo diagnóstico médico para psicopedagoga.
- Apresentou parecer de avaliação neuropsicológica.

Instrumentos utilizados na avaliação
- EFEs – A E.F.E.S.: como primeira entrevista, visa a compreensão da queixa nas dimensões da escola e da família, a captação das relações e expectativas familiares centradas na aprendizagem escolar, a expectativa com relação à atuação do terapeuta, a aceitação e o engajamento do paciente e de seus pais no processo diagnóstico, a realização do contrato e do enquadramento e o esclarecimento do que é um diagnóstico psicopedagógico.
- EOCA: a Entrevista Operativa Centrada na Aprendizagem (EOCA) é um instrumento inspirado na psicologia social de Pichon-Rivière, nos postulados da psicanálise e no método clínico da escola de Genebra, foi idealizado por Jorge Visca e é um instrumento de uso simples que avalia, em uma entrevista, a aprendizagem. Uma forma de primeira sessão diagnóstica é proposta por Jorge Visca por meio da Entrevista Operativa Centrada na Aprendizagem – EOCA, a dizer: "Em todo momento, a intenção é permitir ao sujeito construir a entrevista de maneira espontânea, porém dirigida de forma experimental. Interessa observar seus conhecimentos, atitudes, destrezas, mecanismos de defesas, ansiedades, áreas expressão da conduta, níveis de operatividade, mobilidade horizontal e vertical etc.".
- Sessões lúdicas/motivacionais/desafiadoras centradas na aprendizagem: as sessões lúdicas centradas na aprendizagem são fundamentais para a compreensão dos processos cognitivos, afetivos e sociais, e sua relação com o Modelo de Aprendizagem (a modalidade de aprendizagem é como uma matriz, um molde, um esquema de operar que vamos utilizando nas diferentes situações de aprendiza-

gem do sujeito). As trocas se realizam graças a um processo de equilibração progressivo responsável pela construção das estruturas mentais. Tal equilibração se dá no interjogo das funções da adaptação: a acomodação que modifica a estrutura do organismo e a assimilação, em que os objetos são integrados a essa.

- Provas Operatórias (Provas Piagetianas): as provas operatórias têm como objetivo principal determinar o grau de aquisição de algumas noções chaves do desenvolvimento cognitivo, destacando-se o nível de operatório do pensamento da criança, ou seja, o nível da estrutura cognoscitiva com que opera. Os níveis operatórios foram caracterizados por Piaget em quatro grandes etapas.
- Testes projetivos variados, Testes de Raven, Anamnese, Questionário Desiderativo, Prova Pedagógica, Visita à Instituição de Ensino pela Psicopedagoga e demais instrumentos de observação e escuta Pp.

PARECER PSICOPEDAGÓGICO

F foi submetido à avaliação psicopedagógica com vista aos instrumentos psicopedagógicos supracitados.

Inicialmente, F apresentou uma considerável timidez e desatenção na execução de algumas tarefas propostas no consultório denotando cansaço e desânimo em se organizar. F relatou à terapeuta episódios de alguns momentos de insatisfação pessoal na Escola que os revelava pela insatisfação em realizar as tarefas. Quando interpelado quanto ao motivo de suas visitas constantes à coordenação da escola, o mesmo revelou que são oriundas da ausência de compreensão da escola quanto aos atos cometidos.

Na avaliação, foi detectado que F interioriza o "sentido real" das advertências a que é submetido na escola, assim como em determinados momentos apresenta grande distratibilidade em sua ações.

Saliento contudo que F, quando levado a refletir sobre tais atos, justifica-os, informando que não os realiza propositalmente.

Após estabelecer maior confiança na psicopedagoga rendeu satisfatoriamente na realização das atividades propostas no consultório.

Quanto ao aspecto cognitivo, F encontra-se na fase alfabética ortográfica, necessitando ampliar os conceitos de regras gramaticais de um modo geral, como preposições, conjunções e demais elementos de ligações textuais com vistas a ampliação de vocabulário e enriquecimento para a construção textual.

Durante a avaliação, F revelou que estabelece relação sonora com as letras adequadamente. Apresenta pequena dificuldade quanto à memória sonora, percepção de detalhes, figura – fundo e som inicial/fina, bem como algumas metáforas.

Demonstra pequenas dificuldades quanto à sua subjetividade, permanecendo em alguns momentos sem respostas para indagações de origem subjetiva o que dificulta a interpretação de metáforas.

Encontra-se no período operatório formal, atendendo a escala cronológica prevista para sua faixa etária.

Nas provas piagetianas observou-se que na conservação de conjuntos obteve sucesso apesar da notável dificuldade em nomenclaturas conceituais. Na seriação de bastonete, evoluiu favoravelmente, bem como nas mudanças de critério – dicotomia. Na conservação de líquidos obteve avaliação positiva, visto que identificou e associou a relação de igualdade e quantidade de líquidos sem maiores dificuldades.

No critério de inclusão de classes obteve dificuldade apenas em atuar na operação distributiva, contudo apresentou bom desempenho nas tarefas de execução em que envolviam raciocínio lógico e demais operações matemáticas.

Na maioria das vezes, F revelou sutil dificuldade em manter o foco atencional, revelando necessidade constante de realizar as tarefas e/ou atividades propostas com incentivo pelo fato de revelar maior segurança na execução das mesmas quando estimulado. Quando incentivado e estimulado com o lúdico apresenta evidente habilidade motora construída para ações sequenciais que envolvam a matemática e a simbologia, fato este que denota a expectativa em superar desafios.

No que diz respeito ao aspecto afetivo emocional, F apresentou comportamento receptivo e afetivo, compatível com um adolescente. Nos desafios, demonstrou prazer em vencer, denotando "aceitação à frustração", não sendo necessária a imposição de regras e limites, visto que apresentou senso comum ao entendimento de valores.

Quando realizada a intervenção para que o mesmo interagisse com a terapeuta, ele demonstrou aceitação e prontidão.Contudo, foi evidenciado que há necessidade de atividades que estimulem a concentração, a disciplina e a memorização para o estímulo associativo da função executiva. Na proposta de elaboração de um plano de estudo, foi identificada a dificuldade de manter organização pessoal e administração de seu cotidiano.

Durante a realização das tarefas pedagógicas propostas, F demonstrou preocupação em executá-las com seriedade, compromisso e prontidão, reconhecendo a importância da melhora em sua rotina escolar e pessoal do senso de responsabilidade.

Foi constatado que nas avaliações de memória para avaliar sua capacidade de memorização, F apresentou, em alguns episódios, pequena dificuldade em memorizar, bem como intolerância em persistir nas atividades propostas com foco na memória, mas que com criatividade não se tornou um aspecto impeditivo para execução. Na avaliação da leitura, revelou leitura adequada.

Apresenta considerável dificuldade em ordenar gravuras em sequência lógica e relatar fatos com princípio, meio e fim. Visualiza as cenas, na maioria das vezes, isoladamente, fato este que o impede de contextualizá-las na construção textual.

Importante ressaltar que durante a construção textual, F apresentou construção sem muito enredo e com vocabulário não enriquecido por conjugações e elementos de ligação textual.

Em virtude do relatado, necessita ampliar seu léxico vocabular (vocabulário restrito), tornando-se relevante a incentivação do mesmo na leitura e nas temáticas que envolvam construção textual.

HIPÓTESE DIAGNÓSTICA

Considerando a avaliação psicopedagógica identificou-se a afetividade em **F** como um fio condutor de aprendizagem. Enquanto modalidade de aprendizagem, **F** sugestionou no momento da avaliação ser hipoassimilativo, representando, com maior relevância por meio de estímulos orais e concretos, sua aprendizagem.

F apresenta dificuldade de construção textual, possivelmente ocasionada em detrimento de seu vocabulário não muito enriquecido para construção de textos.

Nota-se uma dificuldade de aprendizagem oriunda de sua ansiedade e por consequência desatenção, que no consultório em alguns momentos se revela pela timidez.

Ressalto que no momento da avaliação **F** não demonstrou características de hipercinética, mas em ocasiões de timidez, realizou movimentos repetitivos com as mãos.

Necessário que **F** seja estimulado e tenha auxílio no entendimento da importância de sua auto-estima. Na medida em que **F** tiver autoconfiança em si próprio terá mais sucesso e desempenho escolar melhor.

Desta forma, mantenho a indicação para o Serviço de Psicopedagogia face o contido na presente avaliação.

Sinalizo que em virtude do relato de **F** gostar dos amigos da Escola, mas não de alguns professores da Escola, interessante seria investigar quais as causas da Escola atuar como espaço reprodutor de suas ansiedades, frustrações e demais conflitos em que costumeiramente é envolvido.

Pontuo que há necessidade de ressignificação e reabilitação de aprendizagem, possivelmente por meio de um trabalho do psicopedagogo.

Assim sendo, entendo que sua dificuldade de aprendizagem apresenta-se em consonância ao TDAH outrora diagnosticado pelo neurologista, extensivo as suas questões de afetividade e de organização pessoal quanto as rotinas e tarefas escolares.

Ratifico a importância de **F** realizar as visitas de rotina ao médico que o acompanha, evitando suspensão do medicamento sem autorização prévia do mesmo, no sentido de realizar a reavaliação do quadro, da medicação e demais critérios específicos do tratamento a serem adotados pelo médico que o atende.

Rio de Janeiro, de de .

Lilian Cunha Leite dos Santos
Psicopedagoga Clínica e Institucional
ABPp/RJ – 802

Este parecer revelou um relato de caso em que durante a avaliação psicopedagógica o paciente já sugere facilidade em interagir com o lúdico. Após a avaliação, a intervenção psicopedagógica focada em jogos e softwares foram adotadas, e o paciente após 6 meses de terapia já demonstrava significativa melhora com a terapia proposta, associada ao medicamento.

Tal criança pode ser portadora de Transtorno de Déficit de Atenção e Hiperatividade (TDAH). Trata-se de um dos transtornos mentais mais frequentes nas crianças em idade escolar, atingindo 3 a 5% delas. Apesar disso, o TDAH continua sendo um dos transtornos menos conhecidos por profissionais da área da educação e mesmo entre os profissionais de saúde. Há ainda muita desinformação sobre esse problema.

A ausência de diagnóstico causa o desconhecimento desse quadro e frequentemente acaba levando à demora no diagnóstico e no tratamento dos portadores do TDAH, os quais acabam sofrendo por vários anos sem saber que a sua situação pode ser (facilmente) tratada.

Na realidade, determinar qual o nível de atividade normal de uma criança é um assunto polêmico. A maioria dos pais tem uma certa expectativa em relação ao comportamento de seus filhos e, normalmente, essa expectativa inclui certo grau de agitação, bagunça e desobediência, características que são aceitas como indicativos de saúde e vivacidade infantil.

Contudo, algumas vezes podemos estar diante de um quadro de hiperatividade infantil, que foge da simples questão de comportamento. É um transtorno que vive a desafiar a teimosia dos avós, os quais continuam achando que *crianças e adolescentes são assim mesmo*, ou que os pais delas também eram assim quando crianças, ou que esses *pais de hoje em dia* não têm paciência.

Necessário atentar para o fato de que, decididamente, não se trata de crianças que têm energia demais, como dizem alguns profissionais mal informados: elas têm uma doença perfeitamente conhecida pela medicina. A hiperatividade, mais precisamente o transtorno de Déficit de Atenção e Hiperatividade (TDAH), não é um problema neuropsiquiátrico *que dá* apenas nos filhos dos outros. O TDAH não tratado pode ser responsável por enorme frustração dos pais. Uma das angústias experimentadas por eles é que os pacientes diagnosticados com TDAH são frequentemente rotulados de "problemáticos", "desmotivados", "avoados", "malcriados", "indisciplinados", "irresponsáveis" ou, até mesmo, "pouco inteligentes", " bagunceiros", " sem compromisso", " desleixados", "transtornados", " bagunceiros", entre outros.

Em virtude da diversidade de problemas psicológicos, sociais, educacionais e até mesmo criminais que podem ocorrer como consequência do não tratamento do TDAH, é muito importante que os profissionais da área de saúde mental e educação, além das famílias, estejam pelo menos informados sobre a existência do TDAH e os seus principais sintomas.

Quando tomamos conhecimento acerca da sintomatologia e do "movimento" dos portadores de TDAH, assim como da funcionalidade das estruturas cognitivas que evidencia seu comportamento e da dinâmica da evolução clínica passíveis de intervenções da Psicopedagogia, as crianças e adolescentes portadores de TDAH ultrapassam a festiva barreira das travessuras engraçadinhas, deixando de ser adoráveis diabinhos e se transforma em um verdadeiro transtorno na vida dos pais, professores e todos que estiverem a sua volta. Eles parecem ignorar as regras de convívio social e, pelo incômodo que causam, acabam sendo considerados de má índole, caráter ou coisa parecida. No entanto, é preciso deixar claro que as crianças hiperativas não são, de forma nenhuma, más. Além disso, elas não se convencem facilmente e não conseguem se concentrar na argumentação lógica dos pais, já que têm extrema dificuldade em sentar e dialogar.

Em virtude das dificuldades culturais para esse diagnóstico, principalmente pelo fato de a nossa cultura não acreditar que crianças possam ter algum problema emocional, por muito tempo se duvidou que existisse um transtorno com as características do TDAH. Quando a medicina detectou que, de fato, crianças com esse tipo de problema poderiam ter um diagnóstico clínico, esse conjunto de sintomas ganhou o nome de Disfunção Cerebral Mínima.

O Transtorno de Déficit de Atenção e Hiperatividade é caracterizado através de seu quadro clínico primariamente por:

- Dificuldade de atenção e concentração, característica que pode estar presente desde os primeiros anos de vida do paciente.
- A criança (ou adulto, quando for o caso) tende a se mostrar "desligada", tem dificuldade de se organizar e, muitas vezes, comete erros em suas tarefas em razão de desatenção. Essas características tendem a ser mais notadas por pessoas que convivem com o paciente.
- Constantemente esses pacientes esquecem informações, compromissos, datas, tarefas etc.
- Costumam perder ou não se lembrar onde colocaram suas coisas.
- Têm dificuldades para seguir regras, normas e instruções que lhes são dadas.
- Têm aversão às tarefas que requerem muita concentração e atenção, como lições de casa e tarefas escolares.

Em cerca de metade dos casos, o paciente pode apresentar ainda hiperatividade, como movimento incessante de mãos e pés, dificuldade de permanecer sentado ou dentro da sala de aula, fala muito, se mexe muito e tem dificuldade de realizar qualquer tarefa de maneira quieta e recatada.

Em alguns casos, pode acontecer também a impulsividade, caracterizada pela incapacidade de esperar a sua vez, interrompendo ou cortando outras pessoas durante uma conversa, e também pelo impulso de falar as respostas antes que as perguntas sejam terminadas.

O diagnóstico de TDAH pode ser difícil, pois os sintomas demonstrados pelos pacientes podem ocorrer não só em virtude do TDAH, como também de uma série de problemas neurológicos, psiquiátricos, psicológicos e sociais. Entre esses distúrbios neuropsiquiátricos podemos mencionar síndrome de Tourette, epilepsias, transtornos de humor ou ansiedade, transtornos de personalidade, retardo mental, ambiente estressante, problemas familiares etc.

Normalmente o diagnóstico começa pela eliminação de outras patologias ou problemas socioambientais, possivelmente causadores dos sintomas. Além disso, os sintomas devem, obrigatoriamente, trazer algum tipo de dificuldade na realização de tarefas ou devem causar algum tipo de impedimento para a realização de tarefas.

A idade e a forma do surgimento dos sintomas também são importantes, devendo ser investigadas, já que no TDAH a maioria dos sintomas está presente na vida da pessoa há muito tempo, normalmente desde a infância. Portanto, por se tratar de um transtorno de natureza crônica e atrelado à constituição da pessoa, os sintomas de dificuldade de atenção/concentração ou hiperatividade semelhantes ao TDAH, mas que apareçam de repente, de uma hora para outra, têm uma grande possibilidade de NÃO serem TDAH.

Para que se considere um TDAH, os sintomas devem se manifestar em vários ambientes (escola, casa, viagens etc.). Os sintomas que aparecem apenas em um ambiente, como, por exemplo, só em casa, só na escola, só quando sai de casa etc., devem ser investigados com mais cuidado, para se verificar se não são de origem psicológica.

A criança com TDAH deve aparentar uma inteligência normal. Trabalhos escolares e testes de inteligência tendem a produzir "falsos positivos" para retardo mental em crianças com TDAH, em razão de essas atividades exigirem a atenção da criança.

Nos casos em que há dúvidas sobre o diagnóstico de TDAH, pode ser interessante o uso de alguma experiência com medicamentos, somado ao uso de observações comportamentais e testes de inteligência. Nesse caso a criança, o adolescente ou adulto é testado e observado anteriormente, medicado e, depois de 6 a 8 semanas, ele é novamente observado e testado, verificando-se se houve ou não mudança nos sintomas. Na maior parte dos casos de TDAH, há um aumento significativo na pontuação do teste de inteligência e uma diminuição dos sintomas observados.

Diante da discussão conceitual do que se caracteriza como inquietude habitual em crianças normais daquela que apresenta-se em crianças com síndrome de hiperatividade, afirmamos que todas elas são desatentas, impulsivas e, de vez em quando, exibem altos níveis de energia. No caso de TDAH, essa conduta se manifesta quase todo o tempo.

Quando a criança exibir a conduta descrita hiperativa, típica do TDAH, ainda que o faça de forma consistente, não se deve chegar à conclusão errônea de que ela tem essa desordem. Até que se complete uma avaliação apropriada, só se pode supor que a criança tenha uma hipercinesia. Além disso, os critérios diagnósticos necessários mudam com a idade.

Muitos pais perguntam o que fizeram de errado para que isso acontecesse. Cada vez há mais evidência que o TDAH não se origina de um problema ambiental ou da relação familiar, senão que tem bases neurobiológicas, ou seja, provavelmente se transmite de forma genética e se dá através de um desequilíbrio das substâncias químicas do cérebro ou de neurotransmissores que regulam a conduta.

Esse desequilíbrio bioquímico impede essas crianças de enfocar a atenção numa determinada tarefa, prestando igual atenção a todos os estímulos do ambiente, inclusive àqueles que não são úteis; portanto, não podem manter a concentração naquilo que se está resolvendo.

É como se estivéssemos numa casa cheia de gente: falamos com uma pessoa, mas não podemos deixar de ouvir as conversas de todos os outros, além dos outros sons, as luzes e tudo o que se move. Também não está provado que a hiperatividade e o déficit de atenção sejam produzidos por se assistir demasiadamente à TV, consumir determinados alimentos como açúcares, nem por problemas familiares. Sabe-se que as crianças com TDAH têm mais frequentemente antecedentes de mães que fumavam muito durante a gravidez, ou consumiam álcool, drogas ou outros tóxicos.

Atualmente, as pesquisas sobre o TDAH sugerem haver um fator genético, juntamente com algum tipo de influência ambiental para que esse transtorno se desenvolva. O fator genético é cogitado pela grande concordância que existe entre gêmeos homozigóticos com o TDAH, mesmo quando submetidos a ambientes diferentes. Mas, apesar disso, até o momento não se sabe quais seriam os genes envolvidos neste problema.

Outro fato que parece sustentar essa hipótese é que pacientes com TDAH tendem a vir de famílias com alguma desestruturação ou que contenham algum histórico de problemas psiquiátricos. Do ponto de vista neuropsicológico, através da avaliação neuropsicológica em pacientes com TDAH, os resultados dos testes podem evidenciar achados que comprovem o transtorno com a possível hipótese diagnóstica.

A ESCOLA E SEU INTERCURSO NOS ACOMETIDOS DE TDAH

Muitas vezes os professores são os primeiros a detectar o problema, já que podem comparar a conduta entre crianças da mesma idade. Quando se suspeita que a criança possa estar sofrendo desse transtorno, deve-se realizar uma consulta com um profissional especializado. Existem escalas, como a Escala de Conners, destinada a pais e professores, visando ao diagnóstico da hiperatividade, adaptada e validada no Brasil, amplamente utilizadas como escore de suspeita, com versões validadas em populações latinas.

A importância de contemplar os acometidos de TDAH (Transtorno de Déficit de Atenção e Hiperatividade) enquanto alunos com necessidades de Educação Especial por meio de adequação curricular, atendendo desta forma suas necessidades específicas, é uma necessidade emergencial.

Assim como a proposta de contemplar os portadores do transtorno com uma aprendizagem significativa, assegurando, além da acessibilidade à escola, a permanência dos mesmos com currículo específico, conteúdos adaptados e recursos pedagógicos adequados. Encontra, ainda, respaldo e aporte legal na Constituição Federal, LDB9394/96 e Deliberação 291/2004 do CEE-RJ.

Nos termos do artigo 59 da LDBEN 9394/96 os sistemas de ensino assegurarão aos educandos com necessidades especiais: I. currículos, métodos, técnicas, recursos educativos e organização específicos, para atender às suas necessidades; II. terminalidade específica para aqueles que não puderem atingir o nível exigido para a conclusão do ensino fundamental, em virtude de suas deficiências, e aceleração para concluir em menor tempo o programa escolar para os superdotados; III. professores com especialização adequada em nível médio ou superior, para atendimento especializado, bem como professores do ensino regular capacitados para a integração desses educandos nas classes comuns; IV. educação especial para o trabalho, visando a sua efetiva integração na vida em sociedade, inclusive condições adequadas para os que não revelarem capacidade de inserção no trabalho competitivo, mediante articulação com os órgãos oficiais afins, bem como para aqueles que apresentam uma habilidade superior nas áreas artística, intelectual ou psicomotora; V. acesso igualitário aos benefícios dos programas sociais suplementares disponíveis para o respectivo nível do ensino regular.

O intuito maior é deter-se na proposta de uma operacionalização da LDBEN com vistas a articulação do proposto no artigo 59 da legislação supracitada.

Cabe ainda ressaltar que o tratamento/atendimento ideal aos transtornados deve ser realizado por uma equipe multidisciplinar composta por professores, psicólogos, psicopedagogos, fonoaudiólogos, médicos, terapeutas e demais especialistas.

A Educação Especial é destinada aos alunos com necessidades educacionais especiais e que por consequência, durante o processo educacional, apresentam dificuldades acentuadas de aprendizagem, que podem ser vinculadas, ou não, a uma causa orgânica.

Esta condição pode estar relacionada com disfunções, limitações, deficiências e alguns aspectos impeditivos que ocasionam dificuldades de comunicação, de locomoção e sinalização diferenciadas dos demais alunos.

Temos no Plano Estadual de Educação do Rio de Janeiro o conceito de que a Constituição Federal de 1988 apresenta como dever do Estado o "atendimento educacional especializado aos portadores de deficiência, preferencialmente na rede regular de ensino (art. 208, inciso III). A Lei de Diretrizes e Bases da Educação Nacional, indo ao encontro da Lei Maior, apresenta o "atendimento educacional especializado gratuito aos educandos com necessidades especiais, preferencialmente na rede regular de ensino" (art. 4, inciso III). Nesse sentido, de acordo com os documentos oficiais, consoantes com a demanda humana e social por inclusão das pessoas com necessidades especiais nas diversas instâncias sociais, é preconizada a inclusão na escola regular.

A LDBEN define a Educação Especial como "modalidade de educação escolar e deve ser oferecida, preferencialmente, na rede regular de ensino para os educandos portadores de necessidades especiais" (art. 58), devendo os sistemas assegurar-lhes "currículos, métodos, técnicas, recursos educativos e organização específicos para atender às suas necessidades" (art. 59, inciso I).

A Resolução CNE/CEB nº 2, de 11 de setembro de 2001, que instituiu as Diretrizes Nacionais para a Educação Especial na Educação Básica, determina a obrigatoriedade dos sistemas de ensino quanto à matrícula de todos os alunos, cabendo às escolas se organizarem para o atendimento aos educandos com necessidades educacionais especiais, assegurando as condições necessárias para uma educação de qualidade para todos (art. 2°).

Há, portanto, todo um embasamento que legitima e fundamenta o atendimento à especificidade dos portadores de TDAH sob esta égide.

Se a função social da escola é a transmissão de conhecimentos, a Escola é, sem dúvida, o espaço destinado a reprodução e transformação social de saberes, destinado ainda à transmissão e à construção de saberes formais e não formais. Muitas vezes os professores são os primeiros a detectar os problemas de aprendizagem e de comportamento, já que podem comparar a conduta entre os alunos de mesma faixa etária, contudo a ausência de estratégias e/ou ações para as questões focadas nas dificuldades de aprendizagem é uma prática constante na Escola.

ADEQUAÇÃO CURRICULAR E DAS PRÁTICAS PEDAGÓGICAS

Torna-se relevante a adequação curricular aos acometidos do TDAH, portanto aos portadores de necessidade de educação especial com ênfase nas suas necessidades. A saber:

- Orientação Psicopedagógica, Pedagógica e Educacional seguida de um ambiente bem estruturado com auxílio para que o aluno se organize.
- Favorecer ambientes e oportunidades onde se tenha a menor distração possível.
- Supervisão das tarefas realizadas pelos mesmos.
- Adequação e Adaptação curricular centrada nos objetivos passíveis de ser alcançados, na adequação dos conteúdos (temas conceituais) e na sua aplicabilidade às necessidades dos alunos, adaptando-os e executando-os de forma interativa, favorecendo assim uma aprendizagem mais significativa e promissora aos mesmos. O foco deve ser nos objetivos que os alunos alcançaram, no sucesso, e não nas dificuldades e nos objetivos não executados em virtude dos aspectos impeditivos do transtorno.
  - Estabelecer um tempo extra e fixo para que copie seu trabalho, lembrando que, quando o tempo se esgotar, ele deve parar, e não deixar que ele passe do limite.
  - Fracionar as tarefas em intervalos curtos de tempo, com descansos entre uma e outra.
  - Usar auxílios visuais como imagens em livros e quadros, ou favorecer a aprendizagem por computador (*softwares* educacionais), para manter-lhe a atenção.

- Ser positivo e gratificante com cada sucesso cotidiano, por menor que seja, para estimular o esforço em manter a atenção e reduzir o estado de frustração e cansaço.
- Usar métodos que permitam o autocontrole, como cronogramas, agendas, listas.
- Otimizar o tempo e as estratégias para execução das atividades propostas.
- Procurar manter o aluno sentado próximo a professora ou aos colegas de classe que lhe sirvam de referencial.

CAPÍTULO 5

INTERVENÇÃO DO PSICOPEDAGOGO CLÍNICO NOS PACIENTES ACOMETIDOS DE TDAH UTILIZANDO A ABORDAGEM LÚDICA

REFERÊNCIA A DSM-IV E CID-10

A síndrome reconhecida atualmente como Transtorno de Déficit de Atenção e Hiperatividade (TDAH) é uma das possibilidades diagnósticas quando o profissional encontra-se diante de queixas referentes ao comportamento discrepante daquele esperado para a faixa etária e inteligência e que acarrete prejuízo para o desenvolvimento da criança em diferentes domínios da integração social.

De acordo com o Manual de Diagnóstico e Estatístico nas Doenças Mentais IV *(Diagnostic and Statistical Manual of Mental Disorders* – DSM-IV) o diagnóstico é obtido quando o paciente atende a pelo menos 6 dos 9 critérios de um ou de ambos os domínios da síndrome (hiperatividade/impulsividade e desatenção), em pelo menos 2 locais de avaliação distintos, como, por exemplo, em casa e na escola. Confere-se assim a classificação de tipo predominantemente Hiperativo/Impulsivo (apenas presentes 6 ou mais dos critérios de impulsividade/hiperatividade), de tipo predominantemente "Desatento" (apenas presentes 6 ou mais dos critérios de desatenção), ou do tipo "Combinado".

Os critérios do *Diagnostic and Statistical Manual of Mental Disorders* (DSM-IV) para Transtorno de Déficit de Atenção e Hiperatividade (TDAH), 1994, são: desatenção; falha para prestar atenção a detalhes; dificuldades para manter atenção sustentada nas tarefas; frequentemente parece não escutar quando se fala diretamente com ele (a); frequentemente não segue instruções ou falha na finalização de tarefas; tem dificuldade para organizar tarefas ou atividades; frequentemente perde coisas necessárias para a realização de tarefas; é facilmente distraído(a) por estímulos externos; é frequentemente esquecido(a) em atividades diárias; hiperatividade; mexe os membros com frequência ou se move na cadeira; levanta-se da cadeira na sala de aula ou em outros locais onde é esperado que permaneça sentado(a); corre ou sobe excessivamente nas coisas; tem dificuldades para brincar calmamente; está frequentemente "a ponto de" e parece "ligado(a) em um motor"; fala excessivamente; impulsividade; explode em respostas antes das questões serem completadas; tem dificuldades de esperar a sua vez; frequentemente interrompe os outros.

As crianças hoje reconhecidas como portadoras de TDAH já receberam diversas alcunhas: Déficit do Controle Moral, Síndrome da Inquietude, Lesão Cerebral Mínima, Reação Hipercinética da Infância, Doença do Déficit de Atenção com e sem Hiperatividade. As teorias desenvolvidas sobre a etiologia da TDAH refletem tendências científicas e sociais de suas respectivas épocas e que, progressivamente, foram abandonando as noções de falha disciplinar como principal efeito causal. A associação entre surtos de encefalite letárgica e sequelas comportamentais em 1922 fez com que uma base anatômica fosse proposta para o transtorno. Os avanços obtidos pelo melhor entendimento de processos neuroquímicos, estudos genéticos e o avanço na confiabilidade de estudos populacionais vêm somar-se ao corpo de saber sobre o que hoje reconhecemos como TDAH.

Associações frequentes de TDAH com transtornos habitualmente avaliados por profissionais de diversas áreas da atenção à saúde, tais como fonoaudiólogos, psicólogos, psicopedagogos e terapeutas ocupacionais, são verificadas. Dessa forma, atualmente é reconhecida e proposta a necessidade da abordagem multidisciplinar na avaliação clínica e na criação de modelos adequados de Critérios do *Diagnostic and Statistical Manual of Mental Disorders* (DSM-IV) para Transtorno de Déficit de Atenção e Hiperatividade (TDAH), 1994.

Alguns adultos tiveram TDAH na infância e ainda têm alguns sintomas na vida adulta, porém em menor quantidade e sem o CRITÉRIO C ou D (isto é, não existem muitos problemas causados pelos sintomas e, quando ocorrem, eles aparecem apenas em uma única situação, como o trabalho, por exemplo, mas não em nenhuma outra).

O diagnóstico de TDAH é feito com base nos sintomas clínicos relatados pelo indivíduo ou pelos pais e interpretados por um especialista. O eletroencefalograma, o mapeamento cerebral, a tomografia computadorizada, a ressonância magnética e o potencial evocado não podem fornecer tal diagnóstico.

O questionário a seguir é denominado SNAP-IV e foi construído a partir dos sintomas do Manual de Diagnóstico e Estatística – IV Edição (DSM-IV) da Associação Americana de Psiquiátrica. Esse questionário pode ser útil na complementação de hipótese diagnóstica após preenchimento pelo professor na escola. Esta é a tradução validada pelo GEDA – Grupo de Estudos do Déficit de Atenção da UFRJ e pelo Serviço de Psiquiatria da Infância e Adolescência da UFRGS.

Torna-se relevante atentar para o fato de que o diagnóstico definitivo só pode ser fornecido por um profissional (Quadro 5-1).

Quadro 5-1. Questionário SNAP-IV

Para cada item, escolha a coluna que melhor descreve o(a) paciente(a) (MARQUE UM X):	Nem um pouco	Só um pouco	Bastante	Demais
1. Não consegue prestar muita atenção a detalhes ou comete erros por descuido nos trabalhos da escola ou tarefas				
2. Tem dificuldade de manter a atenção em tarefas ou atividades de lazer				
3. Parece não estar ouvindo quando se fala diretamente com ele				
4. Não segue instruções até o fim e não termina deveres de escola, tarefas ou obrigações				
5. Tem dificuldade para organizar tarefas e atividades				
6. Evita, não gosta ou se envolve contra a vontade em tarefas que exigem esforço mental prolongado				
7. Perde coisas necessárias para atividades (p. ex.: brinquedos, deveres da escola, lápis ou livros)				
8. Distrai-se com estímulos externos				
9. É esquecido em atividades do dia a dia				
10. Mexe com as mãos ou os pés ou se remexe na cadeira				
11. Sai do lugar na sala de aula ou em outras situações em que se espera que fique sentado				
12. Corre de um lado para outro ou sobe demais nas coisas em situações em que isso é inapropriado				
13. Tem dificuldade de brincar ou envolver-se em atividades de lazer de forma calma				
14. Não para ou frequentemente está a "mil por hora"				
15. Fala em excesso				
16. Responde as perguntas de forma precipitada antes de elas terem sido terminadas				
17. Tem dificuldade de esperar sua vez				
18. Interrompe os outros ou se intromete (p. ex.: mete-se nas conversas/jogos)				

Como avaliar:

1. Se existem pelo menos 6 itens marcados como "BASTANTE" ou "DEMAIS" de 1 a 9: existem mais sintomas de desatenção que o esperado em uma criança ou adolescente.
2. Se existem pelo menos 6 itens marcados como "BASTANTE" ou "DEMAIS" de 10 a 18: existem mais sintomas de hiperatividade e impulsividade que o esperado em uma criança ou adolescente.

O questionário SNAP-IV é útil para avaliar apenas o primeiro dos critérios (critério A) para se fazer o diagnóstico, mas existem outros critérios que também são necessários.

IMPORTANTE: Não se pode fazer o diagnóstico de TDAH apenas com o critério A! Veja os demais critérios:

- CRITÉRIO A: Sintomas (vistos anteriormente).
- CRITÉRIO B: Alguns desses sintomas devem estar presentes antes dos 7 anos de idade.
- CRITÉRIO C: Existem problemas causados pelos sintomas citados em pelo menos dois contextos diferentes (p. ex., na escola, no trabalho, na vida social e em casa).
- CRITÉRIO D: Há problemas evidentes na vida escolar, social ou familiar por conta dos sintomas.
- CRITÉRIO E: Se existe outro problema (como depressão, deficiência mental, psicose etc.), os sintomas não podem ser atribuídos exclusivamente a ele.

Quanto à sintomatologia em crianças e adolescentes com TDAH, em especial nos meninos, são agitados ou inquietos. Frequentemente têm apelido de "bicho-carpinteiro" ou coisa parecida. Na idade pré-escolar, essas crianças mostram-se agitadas, movendo-se sem parar pelo ambiente, mexendo em vários objetos como se estivessem "ligadas" por um motor. Mexem pés e mãos, não param quietas na cadeira, falam muito e constantemente pedem para sair de sala ou da mesa de jantar.

Elas têm dificuldades para manter atenção em atividades muito longas, repetitivas ou que não lhes sejam interessantes. Elas são facilmente distraídas por estímulos do ambiente externo, mas também se distraem com pensamentos "internos", isto é, vivem "voando". Nas provas, são visíveis os erros por distração (erram sinais, vírgulas, acentos etc.). Como a atenção é imprescindível para o bom funcionamento da memória, elas em geral são tidas como "esquecidas": esquecem recados ou material escolar, aquilo que estudaram na véspera da prova etc. (o "esquecimento" é uma das principais queixas dos pais). Quando elas se dedicam a fazer algo estimulante ou do seu interesse, conseguem permanecer mais tranquilas. Isso ocorre porque os centros de prazer no cérebro são ativados e conseguem dar um "reforço" no centro da atenção que é ligado a ele, passando a funcionar em níveis normais. O fato de uma criança conseguir ficar concentrada em alguma atividade não exclui o diagnóstico de TDAH. É claro que não fazemos coisas interessantes ou estimulantes desde a hora que acordamos até a hora em que vamos dormir: os portadores de TDAH vão ter muitas dificuldades em manter a atenção em um monte de coisas.

Elas também tendem a ser impulsivas (não esperam a vez, não leem a pergunta até o final e já respondem, interrompem os outros, agem antes de pensar). Frequentemente também apresentam dificuldades em se organizar e planejar aquilo que querem ou precisam fazer.

Seu desempenho sempre parece inferior ao esperado para sua capacidade intelectual. O TDAH não se associa necessariamente a dificuldades na vida escolar, embora esta seja uma queixa frequente de pais e professores. É mais comum que os problemas na escola sejam de comportamento que de rendimento (notas).

Um aspecto importante: as meninas têm menos sintomas de hiperatividade-impulsividade que os meninos (embora sejam igualmente desatentas), o que fez com que se acreditasse que o TDAH só ocorresse no sexo masculino. Como as meninas não incomodam tanto, eram menos encaminhadas para diagnóstico e tratamento médicos.

Quanto à sintomatologia em adultos, a existência da forma adulta do TDAH foi oficialmente reconhecida apenas em 1980 pela Associação Psiquiátrica Americana. E, desde então, inúmeros estudos têm demonstrado a presença do TDAH em adultos. Passou-se muito tempo até que ela fosse amplamente divulgada no meio médico, e ainda hoje observa-se que este diagnóstico é apenas raramente realizado, persistindo o estereótipo equivocado de TDAH: um transtorno acometendo meninos hiperativos que têm mau desempenho escolar. Muitos médicos desconhecem a existência do TDAH em adultos e, quando são procurados por esses pacientes, tendem a tratá-los como se tivessem outros problemas (de personalidade, por exemplo). Quando existe realmente outro problema associado (depressão, ansiedade ou drogas), o médico só diagnostica este último e "deixa passar" o TDAH.

Atualmente acredita-se que em torno de 60% das crianças com TDAH ingressarão na vida adulta com alguns dos sintomas (tanto de desatenção quanto de hiperatividade-impulsividade), porém em menor número do que apresentavam quando eram crianças ou adolescentes.

Para se fazer o diagnóstico de TDAH em adultos é obrigatório demonstrar que o transtorno esteve presente desde criança. Isso pode ser difícil em algumas situações, porque o indivíduo pode não se lembrar de sua infância e também os pais podem ser falecidos ou estar bastante idosos para relatar tal fato ao médico. Mas em geral o indivíduo lembra de um apelido (como "bicho-carpinteiro" etc.), que denuncia os sintomas de hiperatividade-impulsividade, e recorda ter sido muito "avoado", com queixas frequentes de professores e pais.

Os adultos com TDAH costumam ter dificuldade de organizar e planejar suas atividades do dia a dia. Por exemplo, pode ser difícil para uma pessoa com TDAH determinar o que é mais importante dentre muitas coisas que tem para fazer, escolher o que vai fazer primeiro e o que pode deixar para depois. Em consequência disso, quem tem TDAH fica muito "estressado" quando se vê sobrecarregado (e é muito comum que se sobrecarregue com frequência, uma vez que assume vários compromissos diferentes), pois não sabe por onde começar e tem medo de não conseguir dar conta de tudo. Os indivíduos com TDAH acabam deixando trabalhos pela metade, interrompem no meio o que estão fazendo e começam outra coisa, só voltando ao trabalho anterior bem mais tarde do que o pretendido, ou então se esquecendo dele.

O portador de TDAH fica com dificuldade para realizar sozinho suas tarefas, principalmente quando são muitas, e o tempo todo precisa ser lembrado pelos outros sobre o que tem para fazer. Isso tudo pode causar problemas na faculdade, no trabalho ou nos relacionamentos com outras pessoas. A persistência nas tarefas também pode ser difícil para o portador de TDAH, que frequentemente "deixa as coisas pela metade".

O diagnóstico deve ser feito de forma criteriosa e cuidadosa por profissional especializado, com informações colhidas junto aos pais e professores e também através da observação clínica da criança. Os sintomas devem estar presentes por pelo menos 6 meses e manifestarem-se em pelo menos duas situações diferentes (casa e escola, por exemplo), sendo nitidamente diferentes do esperado para a faixa etária. É comum que os sintomas estejam presentes desde os 7 anos de idade, mas em muitos casos não é possível afirmar isso com precisão. Muitas mães contam que, já no berço, o bebê se mexia muito e não parava quieto.

Quanto à Classificação de Transtornos Mentais e de Comportamento da CID-10, referenda-se o Quadro 5-2 a seguir como aporte classificatório diante das demais comorbidades, a saber.

A codificação é feita com base no tipo:

- *F90.0 - 314.01:* Transtorno de Déficit de Atenção e Hiperatividade, Tipo Combinado: se tanto o Critério A1 quanto o Critério A2 são satisfeitos durante os últimos 6 meses.
- *F98.8 - 314.00:* Transtorno de Déficit de Atenção e Hiperatividade, Tipo Predominantemente Desatento: Se o Critério A1 é satisfeito, mas o Critério A2 não é satisfeito durante os últimos 6 meses.
- *F90.0 - 314.01:* Transtorno de Déficit de Atenção e Hiperatividade, Tipo Predominantemente Hiperativo-Impulsivo: Se o Critério A2 é satisfeito, mas o Critério A1 não é satisfeito durante os últimos 6 meses.

Nota para a codificação: para indivíduos (em especial adolescentes e adultos) que atualmente apresentam sintomas que não mais satisfazem todos os critérios, especificar "Em Remissão Parcial".

Quadro 5-2. Critérios Diagnósticos para Transtorno de Déficit de Atenção e Hiperatividade

A) Ou (1) ou (2)

1. Seis (ou mais) dos seguintes sintomas de desatenção persistiram por pelo menos 6 meses, em grau mal adaptativo e inconsistente com o nível de desenvolvimento:
Desatenção:
   a) frequentemente deixa de prestar atenção a detalhes ou comete erros por descuido em atividades escolares, de trabalho ou outras
   b) com frequência tem dificuldades para manter a atenção em tarefas ou atividades lúdicas
   c) com frequência parece não escutar quando lhe dirigem a palavra
   d) com frequência não segue instruções e não termina seus deveres escolares, tarefas domésticas ou deveres profissionais (não por comportamento de oposição ou incapacidade de compreender instruções)
   e) com frequência tem dificuldade para organizar tarefas e atividades
   f) com frequência evita, antipatiza ou reluta em envolver-se em tarefas que exijam esforço mental constante (como tarefas escolares ou deveres de casa)
   g) com frequência perde coisas necessárias para tarefas ou atividades (p. ex., brinquedos, tarefas escolares, lápis, livros ou outros materiais)
   h) é facilmente distraído por estímulos alheios à tarefa
   i) com frequência apresenta esquecimento em atividades diárias

2. Seis (ou mais) dos seguintes sintomas de hiperatividade persistiram por pelo menos 6 meses, em grau mal adaptativo e inconsistente com o nível de desenvolvimento:
Hiperatividade:
   a) frequentemente agita as mãos ou os pés ou se remexe na cadeira
   b) frequentemente abandona sua cadeira em sala de aula ou outras situações nas quais se espera que permaneça sentado
   c) frequentemente corre ou escala em demasia, em situações nas quais isso é inapropriado (em adolescentes e adultos, pode estar limitado a sensações subjetivas de inquietação)
   d) com frequência tem dificuldade para brincar ou se envolver silenciosamente em atividades de lazer
   e) está frequentemente "a mil" ou muitas vezes age como se estivesse "a todo vapor".
   f) frequentemente fala em demasia
Impulsividade:
   g) frequentemente dá respostas precipitadas antes de as perguntas terem sido completadas
   h) com frequência tem dificuldade para aguardar sua vez
   i) frequentemente interrompe ou se mete em assuntos de outros (p. ex., intromete-se em conversas ou brincadeiras)

B) Alguns sintomas de hiperatividade-impulsividade ou desatenção que causaram prejuízo estavam presentes antes dos 7 anos de idade

C) Algum prejuízo causado pelos sintomas está presente em 2 ou mais contextos (p. ex., na escola, ou trabalho e em casa)

D) Deve haver claras evidências de prejuízo clinicamente significativo no funcionamento social, acadêmico ou ocupacional

E) Os sintomas não ocorrem exclusivamente durante o curso de um Transtorno Invasivo do Desenvolvimento, Esquizofrenia ou outro Transtorno Psicótico e não são mais bem explicados por outro transtorno mental (p. ex., Transtorno do Humor, Transtorno de Ansiedade, Transtorno Dissociativo ou um Transtorno da Personalidade)

INTERVENÇÃO PSICOPEDAGÓGICA E AÇÕES REORGANIZADORAS NA APRENDIZAGEM DOS PORTADORES DE TDAH COM ÊNFASE EM UMA ABORDAGEM LÚDICA

A modalidade de aprendizagem é como uma matriz, um molde, um esquema de operar que vamos utilizando nas diferentes situações de aprendizagem (Fernández, 1991, p. 107).

A aprendizagem é um processo que implica na Modalidade de Inteligência, um organismo, o desejo, articulados em determinado equilíbrio, portanto, sessões lúdicas centradas na aprendizagem são fundamentais para a compreensão dos processos cognitivos, afetivos e sociais e sua relação com o Modelo de Aprendizagem do sujeito.

Segundo Fernández *(idem*, p. 107), no diagnóstico, o objetivo é tornar claro o significado da adoção de um Modelo de Aprendizagem, diferindo-o do Modelo de Inteligência. A estrutura intelectual busca um equilíbrio para estruturar a realidade e sistematizá-la através de 2 movimentos que Piaget definiu como assimilação e acomodação.

Quando focamos a Modalidade de Inteligência em operação, podemos levantar hipóteses, testar e tirar conclusões sobre a Modalidade de Aprendizagem do sujeito.

A atividade lúdica fornece informações sobre os esquemas do sujeito, como organizam e integram o conhecimento em um nível representativo. A observação desses esquemas pode levar à percepção de desequilíbrios entre as atividades assimiliativas e acomodativas, apontando para obstáculos no processo de aprendizagem. Para Sara Pain (1985, p. 7), o desequilíbrio das atividades assimilativas e acomodativas dão lugar, nos processos representativos, a extremos que podem ser caracterizados como hipoassimilação, hiperassimilação, hipoacomodação, hiperacomodação.

O que nos interessa chegar a compreender neste ponto é a oportunidade que a criança teve para investigar (aplicar seus esquemas precoces) e para modificar-se (por transformação dos seus esquemas), com implicações posteriores dessas atividades no jogo e na imitação, o que leva à constituição de símbolos e imagens.

Segundo Weiss *(op. cit.*, p. 72), é no processo lúdico que a criança constrói seu espaço de experimentação, de transição entre o mundo interno e externo. Neste espaço transacional dá-se a aprendizagem. Por esse motivo, torna-se tão importante no trabalho psicopedagógico. A avaliação pedagógica pode ocorrer em situações criadas nas sessões lúdicas, observando-se nas brincadeiras como o sujeito faz uso dos conhecimentos adquiridos em diferentes situações escolares e sociais e como os usa no processo de assimilação de novos conhecimentos.

QUE SERIAM, ENTÃO, AS ABORDAGENS LÚDICAS?

Como visto anteriormente, as aprendizagens significativas são aquelas em que o sujeito "internaliza os saberes", apreendendo-os. O ato de brincar é o momento em que o sujeito tem a possibilidade de restabelecer suas ações e significações voltadas para execuções concretas. Todo jogo tem embutido em seus objetivos algum foco de fundo emocional, uma vez que o sujeito durante o jogo estará sendo submetido a frustrações de perder ou ganhar, desafios, conquistas, coragem, permissividade, ousadia, criatividade e equilíbrio.

Cabe ao terapeuta, sempre após as terapias em que as sessões tiverem abordagem lúdica, sistematizar o objetivo do jogo, contemporizando sobre aonde se objetiva chegar. Discutir as regras do jogo, as ações, as estratégias e as intervenções durante a terapia proporcionam um viés para que o sujeito compreenda como funciona a construção de sua aprendizagem, de uma forma alusiva ao seu cotidiano na vida pessoal, familiar e escolar.

Segue uma listagem de sugestões de Material Psicopedagógico de Jogos utilizado no consultório para intervenção e terapia com abordagem lúdica e suas reorganizações. Esse material também pode ser utilizado em escolas nas atividades lúdicas propostas, nas salas de aula e em sala de recursos. Torna-se primordialmente necessário relatar que os materiais relacionados não são testes e tampouco jogos protocolizados, tratam-se de materiais psicopedagógicos e instrumentos que auxxiliam substancialmente na sistematização da aprendizagem.

1. **Jogo da Memória:** este jogo estimula a Memória, a Concentração e a Estimulação Visual.
2. **Mosaico Geométrico:** auxilia na construção dos conceitos de Quantidade, Número, Numeral e proporciona ações para minimizar a discalculia.
3. **Ábaco Aberto:** trabalha e reforça os conceitos de Unidade/Dezena/Centena/Milhar.
4. **Alfabeto Móvel:** auxilia na alfabetização tendo em vista o manuseio concreto com a simbologia do alfabeto. Facilita também a construção da decodificação no processo de alfabetização.
5. **Caixa Operatória ou Caixa Piagetiana:** estimula, avalia e analisa o processo de cognição e desenvolvimento, permitindo ressignificar os conceitos do sujeito, classificando-os dentro dos períodos propostos por Jean Piaget.
6. **Conjunto Tangram:** construção dos conceitos de Figuras Geométricas.
7. **Loto de Palavras:** leitura.
8. **Memória de Alfabetização:** favorece o desenvolvimento da percepção visual, memória, atenção e concentração por meio do aparecimento de figuras.
9. **Escala Cuisenaire:** proporciona a Medida de Associação.
10. **Dama:** concentração, equilíbrio emocional, atenção e trabalha a sintomalogia decorrente da distrabilidade.
11. **Material Dourado:** auxilia nas associações e conceitos do Sistema de Divisão.
12. **Jogo de Ortografia:** trabalha a ortografia com ênfase na disortografia, restabelecendo as regras ortográficas.

13. **Baralho de Uno:** estimula a concentração, amplia os conceitos de Operações Matemáticas, tais como Adição, Subtração, Multiplicação e Divisão, Formas, Cores e Discriminação Visual.
14. **Alinhavo:** exige concentração, equilíbrio, observação e criatividade, trabalhando a sintomalogia decorrente da distraibilidade.
15. **Jogo de Sequência Lógica:** ordenação e organização de fatos, favorecendo o processo de orientação temporoespacial, exercitando a discriminação visual, a atenção, a ampliação do vocabulário e a criatividade.
16. **Vídeos, CDs e *Softwares* Educacionais:** suscitam a construção do senso comum (moral da história), ampliação do vocabulário e construção textual com base na contextualização.
17. **Lendas e Fábulas:** trabalham as virtudes, os valores e conceitos relacionados ao senso comum.
18. **Caixa Geométrica:** possibilita a estimulação e identificação da percepção tátil e o reconhecimento das figuras geométricas.
19. ***Softwares* Educacionais:** aplicativo de computador disponibilizado para utilização com finalidade educacional ou pedagógica, permitindo ao usuário realizar atividades com foco nos conceitos (conteúdos, valores) a serem trabalhados. Muitos *softwares* são disponibilizados em forma de jogo para se tornarem mais atraentes e eficazes, favorecendo assim a aprendizagem.

FOTOS DE ALGUNS MATERIAIS PSICOPEDAGÓGICOS UTILIZADOS NO CONSULTÓRIO PARA INTERVENÇÃO E TERAPIA COM ABORDAGEM LÚDICA E SUAS REORGANIZAÇÕES

A casa e seus cômodos

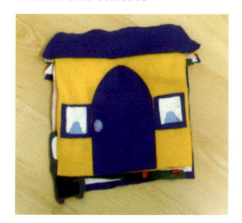
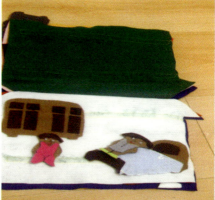
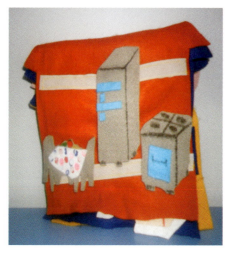

Elementos da casa

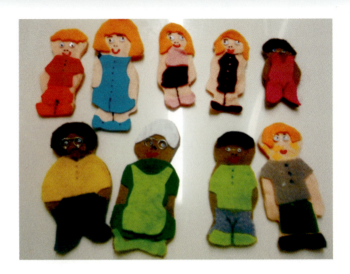

Jogo Uno

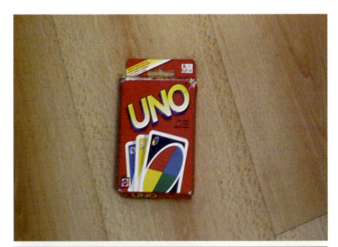

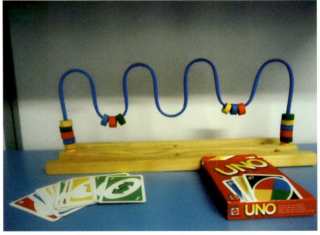

Alinhavo

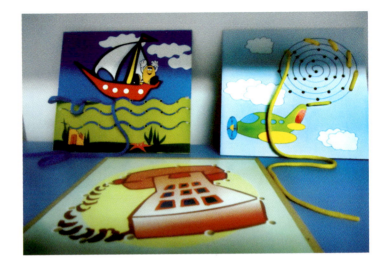

Quebra-cabeça

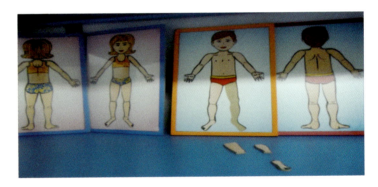

Dado geométrico e sensorial

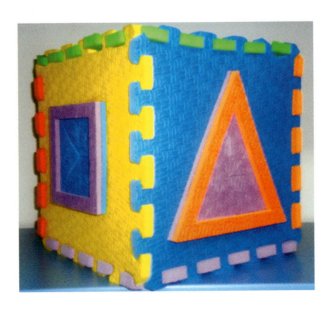

Jogo da memória/jogo de sequência lógica

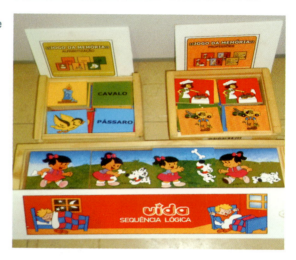

INSTRUMENTOS DA CAIXA OPERATÓRIA PIAGETIANA

Material para avaliar mudança de critério e dicotomia

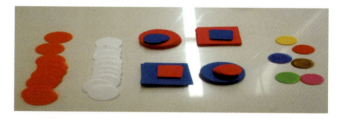

Material para avaliar conservação de pequenos conjuntos

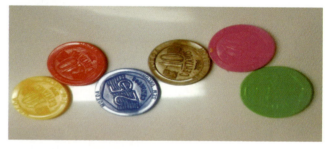

Seriação de bastonetes/ Conservação de comprimento

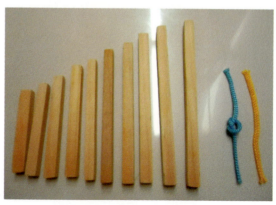

Conservação de líquidos/Conservação de volumes

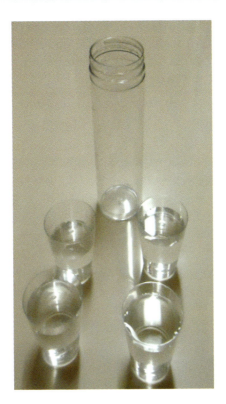

Inclusão de classes

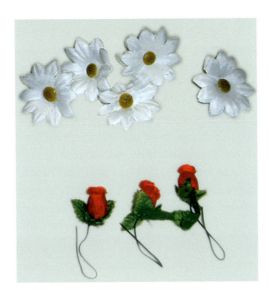

Winnicott (1975, p. 80) expressa assim sua opinião entre o brincar e a auto-descoberta: "É no brincar, e somente no brincar, que o indivíduo, criança e adulto, pode ser criativo e utilizar sua personalidade integral: e é somente sendo criativo que o indivíduo descobre o eu (self)".

Conforme Arzeno (1995) devemos comunicar-nos com as crianças através da brincadeira ou do jogo e de algumas palavras simples, que elas possam captar claramente.

De acordo com Junqueira o desenvolvimento infantil se encontra particularmente vinculado ao brincar, uma vez que este último se apresenta como a linguagem própria da criança, através da qual lhe será possível o acesso à cultura e sua assimilação. O brincar se apresenta como fundamental tanto ao desenvolvimento cognitivo e motor da criança quanto à sua socialização, sendo um importante instrumento de intervenção em saúde durante a infância.

Molon nos diz (2001): "Em meu trabalho na clínica fica evidente a importância da atividade lúdica para as crianças. Nesta posição de descobridores adquirem novas habilidades (as funções do brincar estão ligadas à construção do próprio corpo), enfrentam emoções complexas e conflitantes, reencenando a vida real."

Neste tipo de sessão, observa-se a conduta do sujeito como um todo, colocando também um foco sobre o nível pedagógico, contudo deve-se ter como postulado que sempre estarão implicados seu funcionamento cognitivo e suas emoções ligadas ao significado dos conteúdos e ações.

As provas e os testes podem ser utilizados, se necessários, para especificar o nível pedagógico, a estrutura cognitiva e/ou emocional do sujeito. Podemos lançar mão de provas e testagens específicas que irão fornecer um parâmetro bem evidente a partir das respostas. O uso de provas e testes não é indispensável em um diagnóstico psicopedagógico, mas representa um recurso a mais a ser utilizado, quando avaliada sua necessidade, devendo ser escolhido de acordo com cada caso. Provas operatórias, testes psicométricos e técnicas projetivas poderão ser selecionados de acordo com a necessidade de confirmação de aspectos levantados nas hipóteses construídas ao longo das sessões anteriores (EFES, sessões lúdicas centradas na aprendizagem, anamnese etc.). A seguir, serão apresentados alguns desses testes e uma discussão acerca de sua aplicação no diagnóstico psicopedagógico, visando esclarecer aspectos necessários ao entendimento dos capítulos posteriores.

Os testes psicométricos são atividades propostas ao sujeito com o objetivo de medir e avaliar o seu QI (Quociente de Inteligência), coeficiente de atenção e memória. Os testes psicométricos são avaliados por uma medida objetiva, cuja finalidade é analisar os resultados encontrados em comparação com escalas de 22 padrões, e assim enquadrar em percentis. Weiss (2004, *op. cit.*, p. 113) destaca que o mais importante para a clínica psicopedagógica não são os resultados numéricos do QI, mas verificar como e quando o sujeito está podendo usar sua inteligência.

Segundo Weiss (2004, *idem*, p. 108), os testes mais usados na clínica psicopedagógica são o CIA5, WISC6, RAVEN7, por serem de fácil aplicação e avaliação, possibilidade de análise operatória, análise qualitativa, de uso parcial das provas, de realização de inquéritos após as respostas, de possibilidade, boa observação do processo de realização.

Os testes projetivos, segundo Montagna (1989, p. 6), têm por objetivo investigar a dinâmica e a estrutura da personalidade. Sua caracterização se dá por: um estímulo (material de teste) suficientemente ambíguo e indefinido para que o sujeito, ao dar sua resposta, projete seus conteúdos internos; uma intrusão que proporciona ao sujeito liberdade de elaborar sua resposta da maneira que escolher. Ao mesmo tempo em que tem a liberdade da escolha, é obrigado a mostrar-se, mediante a sua conduta, seguindo a instrução do teste; uma relação com o examinador, que permita a aplicação do teste, no qual o testando está livre para dar a resposta escolhida, mas ao mesmo tempo vai ser revelado na interpretação do clínico.

O CIA5 é a adaptação brasileira da "Escala de Inteligência Wechsler para Adultos". Mantém uma estrutura de subtestes semelhante a do WISC, no entanto a faixa etária a que se destina é a partir do 15 anos.

O WISC é a "Escala de Inteligência Wechsler para Crianças" apresentada sob a forma de subtestes agrupados em verbais e de execução. Cada subteste pretende avaliar um tipo de função e se estrutura por ordem crescente de dificuldade. Os resultados brutos de cada subteste são transformados em resultados ponderados através de tabelas do grupo de idades em anos e meses do sujeito. A faixa etária a que se destina é de 5 a 15 anos.

O Teste das Matrizes Progressivas de Raven é um teste de QI (Quociente de Inteligência). Foi desenvolvido por John Carlyle Raven, na Universidade de Dumfries, Escócia, sendo padronizado e publicado em 1938. Existem várias formas modernas de se apresentar o teste, incluindo cores. Na forma original, denominada Matrizes Progressivas Standard *(Standard Progressive Matrices* - SPM), é conhecida no Brasil como Escala Geral. A escala foi "planejada para abranger todas as faixas de desenvolvimento intelectual, desde o momento em que a criança é capaz de compreender a idéia de encontrar o pedaço que falta para completar um desenho".

Os testes de Raven constituem um dos métodos utilizados para se estimar a inteligência de uma pessoa. Outros testes de QI são os testes de Stanford-Binet, WISC-R e Cattell Culture Fair 111. Através da aplicação dos testes de QI, considera-se ser possível obter uma "medida" de inteligência da pessoa que o respondeu (Fig. 5-1).

O teste de matrizes progressivas de Raven consiste em se apresentar uma matriz de figuras em que há um padrão lógico entre elas. Uma das caselas da matriz é deixada em branco, e o examinando é incentivado a preencher a casela com a figura correta, segundo o seu raciocínio. Por ser um teste fundamentado no estímulo visual, os resultados da Escala Geral, aplicados em deficientes visuais e em cegos, não são perfeitamente conhecidos.

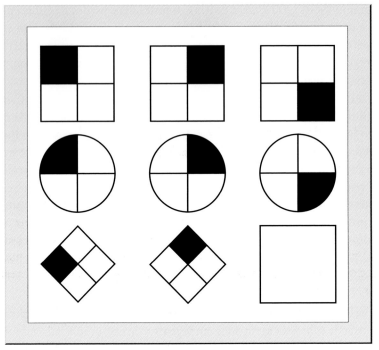

Fig. 5-1. Temos como exemplo uma matriz de Raven.
[1]Denise Ruschel Bandeira, Irai Cristina Boccato Alves, Angélica Elisa Giacomel, Luciano Lorenzatto (2004). "Matrizes progressivas coloridas de Raven - escala especial". *Psicol. estud.* 9 (3). Página visitada em 2007-11-15.

Desta forma, o teste das matrizes progressivas de Raven consiste na busca do complemento de um sistema de relações ou matrizes, com 1, 2 ou mais variáveis, devendo o sujeito deduzir relações ou correlações. É apresentado em duas escalas que atendem a faixas etárias distintas: Escala Geral, que atende de 12 a 65 anos, e Escala Especial, de 4 a 11 anos.

CAPÍTULO 6

CONSIDERAÇÕES FINAIS

Em virtude do observado na clínica psicopedagógica, pode-se concluir que, nos pacientes acometidos de Transtorno de Déficit de Atenção e Hiperatividade, o diagnóstico psicopedagógico é um instrumento que investiga os elementos que se interpõem no processo de aprendizagem do sujeito.

Notavelmente, através do lúdico, por meio de brincadeiras e jogos, *softwares* educacionais que são terapêuticos, prevalece um espaço simbólico em que o sujeito irá integrar o mundo interno e externo. Com a intervenção da Psicopedagogia clínica através da brincadeira, a criança e/ou o paciente constrói uma ponte pela qual pode passar dos significados simbólicos dos objetos para uma investigação ativa de suas verdadeiras funções e particularidades.

Dessa forma, os pacientes com TDAH, diante da intervenção do psicopedagogo clínico voltada para uma abordagem lúdica, apresentam uma significativa reestruturação da função executora, uma vez que, através de jogos, brincadeiras e psicodrama, as dificuldades apresentadas no processo ensino-aprendizagem são reorganizadas, ampliando assim as perspectivas em relação ao seu próprio processo de aprender.

Torna-se relevante salientar que o jogo no caso do paciente que possui TDAH estimula a concentração, propõe desafios e apresenta regras, sob o aspecto de que esses instrumentos implicam no fato de que o propósito também é ganhar, respeitando a proposta e o desafio do jogo. Contudo, caberá ao psicopedagogo clínico contrapor o prazer do lúdico às frustrações envolvidas.

ANEXO A — Sugestão da Anamnese

ANAMNESE

I. Identificação pessoal
Nome:_____
Data de nascimento: _____Sexo: (__) Masculino   Feminino (__)
Naturalidade: _____ Possui irmãos? _____
Ano/Série de escolaridade:_____
Escola onde estuda: _____
Residência: _____

II. Identificação familiar
Pai: _____ Idade: _____ Profissão do pai: _____
Mãe: _____ Idade: _____ Profissão da mãe: _____
Irmãos: _____ Número:_____ Sexo:_____
Escolaridade dos membros da família: _____
Outros parentes que residem junto: _____
Se a resposta for positiva, informar idade e sexo, grau de parentesco e razão da moradia:

III. Motivo da consulta
Queixa principal:_____.
Precedentes: _____.
Condições de ocorrência: _____.
Queixas secundárias:_____.
Medidas tomadas:_____.
Evolução: _____.

IV. História pessoal
Idade dos pais na época da concepção – Pai: _____ Mãe: _____
  1. **Concepção:**
    A) A criança foi desejada? _____
    B) Posição na ordem de gestação: _____
    C) Posição na ordem de nascimento: _____
    D) Abortos (espontâneos, provocados – antes ou depois do nascimento)?_____

SUGESTÃO DA ANAMNESE

2. **Saúde da mãe durante a gravidez:**
   A) Mental (inquietação, alcoolismo, doenças nervosas): _____
   B) Física (enjoos, doenças, traumatismos): _____

3. **Cuidados pré-natais:**
   A) Exames – radiografias (início da gravidez)? _____ Quais? _____.
      Remédios? _____
   B) Mês de gestação em que a criança mexeu? _____
   C) Nascimento (a termo, prematuro, cesariana, anestesia geral, raquiana): _____
   D) Condições do parto (local, duração, posição da criança):_____
   E) Peso e comprimento: _____
   F) Deformação? _____
   G) Primeiras reações: _____
   H) Sexo esperado: _____

4. **Desenvolvimento – Alimentação:**
   A) Amamentação (natural, artificial, aceitação da criança): _____
   B) Desmame (época, atitude da mãe, reação da criança): _____
   C) Aceitação da alimentação após o desmame – Aceitou bem o desmame e a alimentação? _____
   D) Alimentação atual (apetite normal, exagerada, inapetência): _____
   E) Atitude dos pais: _____
   - **Dentição:**
     - Época:_____ Reações: _____
   - **Psicomotricidade:**
     - Idade em que se sentou: _____
     - Idade e forma de engatinhar: _____
     - Atitude dos pais: _____
   - **Linguagem:**
     - Idade da fala: _____
     - Primeiras palavras: mamãe, papai, nininho (menininho): _____
     - Idade da linguagem corrente: _____
     - Mutismo: _____
     - Atraso na linguagem: _____
     - Defeitos de linguagem: _____
     - Gagueira – sistemática ou ocasional: _____
   - **Lateralidade:**
     - Pé: _____ Mão: _____
   - **Dominância lateral:**
     - Ouvido: _____ Olho: _____
   - **Controle dos esfíncteres:**
     - Época: _____Atitude dos pais: _____

- **Enurese:**
  - Diurna:_____Noturna: _____
- **Ecoprese:**
  - Diurna:_____Noturna:_____
  - Até que idade persistiu: _____
  - Atitude dos pais frente ao problema: _____
- **Tiques e hábitos especiais:**
  - Usar chupeta:
  - Roer unhas:
  - Chupar o dedo:
  - Chora frequentemente:
  - Morder:
  - Mentir:
  - Furtar:
  - Atitude dos pais:
  - Sono agitado:
  - Horário em que dorme:
  - Fala ou grita dormindo:
  - Qual a reação dos pais?
  - Movimenta braços e pernas durante o sono?
  - Range os dentes durante o sono?
  - Abre os olhos sem acordar?
  - Sonâmbulo?
  - Dorme em quarto separado? Se a resposta for positiva, sinalizar desde que época:
  - Qual a atitude dos pais para separá-lo?
  - Qual a reação da criança face à separação?
  - Possui cama individual?
  - Dorme só ou em companhia de alguém?
  - Apresenta temor noturno?
  - Apresenta hábitos especiais (presença de alguém, brinquedo ou outro objeto para dormir)?
  - Doenças (idade – reações principais – tratamento – caso de complicações)?
  - Doenças comuns na infância (sarampo, catapora, coqueluche, caxumba etc.)?
  - Outras doenças (convulsões, febres altas, quedas, desmaios, verminoses, moléstias de olhos ou ouvidos)?
  - Exames especiais (eletroencefalograma, raio X etc.)?
  - Medicamentos especiais?
  - Operações (idade e com ou sem anestesia) – Operou um cisto na barriga com 1 ano e meio?
  - Internações (emergência, tratamento)? Se a resposta for positiva, informar o motivo:

- Deficiências físicas (lesões, tombos)?
- Qual a atitude dos pais?
- Toma algum remédio?

- **Sexualidade:**
  - Apresenta curiosidade sexual?
  - Nível de conhecimento?
  - Recebe Educação Sexual?
  - Pratica masturbação?
  - Época?
  - Atitude da família?
  - Observações:

- **Recreação:**
  - Relatar predileções de brincadeiras.

- **Disciplina:**
  - A criança é castigada?
  - Qual a frequência?
  - Que tipo de castigo?
  - Atitude dos pais após o castigo:
  - Chantagem emocional?
  - Como os pais obtêm a disciplina?

- **Higiene:**
  - Apresenta hábitos higiênicos?
  - Toma mais de um banho por dia?
  - Lava as mãos com frequência?

- **Orientação social:**
  - Conhece o status da família?
  - Interessa-se pelos acontecimentos familiares?
  - Atitude da criança perante o dinheiro:
  - Atitude dos pais diante da mesada:

- **Religião:**
  - Crê em alguma intervenção direta em sua vida (Deus, Bicho-Papão, Lobo Mau, Velho etc.)?
  - De que maneira se dá essa intervenção?
  - Atitude dos pais?

- **Escolaridade:**
  - Idade em que entrou na escola:
  - Atitude da mãe:
  - Mudou muito de escola?
  - Motivo:
  - Interrompeu os estudos?
  - Motivo:
  - Gosta da escola?

- Vai com frequência?
- É preocupado com as coisas da escola?
- Frequentou a Educação Infantil?
- Foi ou é aluno de classe especial?
- Frequenta mais de uma escola?
- Recebe aulas particulares?
- Motivo:
- Precisa de ajuda nos deveres de casa?
- A quem recorre?

■ **Rendimento:**
- Incapacidades especiais?
- Relacionamento com os colegas:
- Relacionamento com o professor:
- Letra?
- Velocidade?
- Agilidade?
- Os pais vão às reuniões da escola?
- Há orientadora educacional na escola?
- Nome:

■ **Descrever:**
- Um dia comum da família:
- Um dia de férias, passeio ou folga da família:

■ **Sociabilidade:**
- A criança tem amiguinhos?
- Quem são eles?
- Quem os escolhe?
- Qual é o brinquedo preferido?
- Prefere brincar sozinho ou com outras crianças?
- Adapta-se facilmente a um novo ambiente?
- Apresenta atitude de liderança?

Sugestões de Intervenções Psicopedagógicas e Orientações aos Pais e Professores

Quando a criança apresenta dificuldades na APRENDIZAGEM
- Solicitar à criança ou ao adolescente que fale o porquê da dificuldade, verificando se o (a) mesmo(a) percebe a dificuldade, observando-o(a).
- Converse com o profissional que acompanha sua aprendizagem na escola.
- Valorize o conhecimento que é trazido pela criança/adolescente.
- Favoreça a construção do seu conhecimento oferecendo atividades culturais que ampliem seu saber.
- Escreva pequenos bilhetes demonstrando que você também utiliza a língua escrita como veículo de comunicação.
- Caso a criança/adolescente ainda não consiga escrever, peça que desenhe histórias e escreva a fala dos personagens.
- Solicite que a criança/adolescente faça lista de compras, conte histórias etc.

Quando a criança é DESATENTA
- Ao acompanhar o dever de casa, sente-a próximo a você ou a alguém que possa ajudá-la na organização do estudo e na verificação das anotações da agenda.
- Auxilie no estabelecimento de prioridades.
- Deixe que a criança/o adolescente se movimente e, à medida que você perceba que ela/ele não consegue manter a atenção, vá ampliando o seu tempo de atenção com atividades que lhe deem mais prazer.
- Peça que faça uma atividade de cada vez para facilitar o seu entendimento, sobrecarga de trabalho e ansiedade.
- Peça que anote os compromissos e as instruções de forma clara e objetiva, sempre que possível esclarecendo o motivo pelo qual se torna necessário cumpri-los.
- Em casa, ao estudar, oriente-a para que acesse um foco de luz e apague o restante, procurando tirar os barulhos e ruídos ao seu redor (rádio, TV).
- Reforce seu ânimo frequentemente ao notar sinais de desânimo e frustração, incentivando outros familiares a fazer o mesmo.
- Oriente-a a refletir em situações de conflito, ensinando-a a respirar com calma e analisar a situação. Solicite que diga de que forma poderia resolver a situação conflituosa.

Quando a criança é IMPULSIVA:

- Procure ignorar comportamentos de menor importância.
- Evite sermões ou críticas longos, seja prudente e sensato quanto às sanções.
- Peça que escute o que disse e reflita sobre a situação.

Quando a criança é DESOBEDIENTE e TEIMOSA:

- Evite relacionar obediência ao medo.
- Estabeleça regras claras e simples para serem adotadas no cotidiano escolar.
- Discriminar situações em que a criança/adolescente pode ter livre escolha daquelas em que deve obediência.
- Uma vez aplicada uma sanção, conscientizar a criança/adolescente para que verifique o seu cumprimento.
- Se possível, a sanção deve ser fixada antecipadamente e sob conhecimento da criança ou, melhor ainda, com sua participação.
- Faça acordos e elogie o comportamento obediente.
- Estimule para que ela consiga ter comportamento adequado.

Quando a criança apresenta COMPORTAMENTO REATIVO, com atitudes físicas inadequadas:

- Evite reagir com o mesmo tipo de atitude.
- Procure ser justo, propiciando a reparação do erro através da reflexão de suas atitudes.
- Demonstre que os atos valem mais do que palavras.

Quando a criança MENTE ou FURTA:

- Evite sermões e situações vexatórios.
- Explique a impropriedade da conduta de forma simples e clara.
- Faça com que reflita sobre a situação real e repare o erro.
- Não esqueça que os pais são exemplos para os filhos.

Sugestão de Entrevista Psicopedagógica para Identificação de Sintomatologia de TDAH

QUESTIONÁRIO PARA PROFESSORES

Este questionário é destinado aos professores que atendem alunos que se encontram no processo de escolarização e sua consolidação e que apresentam condutas associadas ao Transtorno de Déficit de Atenção e Hiperatividade (TDAH). Sabemos que os alunos com essas características são um motivo de preocupação para pais e professores, que procuram formas apropriadas para acompanhá-los em sua educação escolar e em seu desenvolvimento pessoal. A informação que solicitamos tem por objetivo compreender melhor a situação dos alunos com o TDAH e contribuir com orientações que possam ajudar na educação escolar e familiar.

Professor, pedimos que responda com sinceridade e sem nenhum medo se alguma vez observou esses comportamentos nos alunos na sala de aula ou na escola. Por favor, nas perguntas em que você marcar *nunca, às vezes* ou *com muita frequência* é necessário escrever exemplos de situações nas quais se manifesta a conduta enunciada.

Obrigado por sua colaboração!

Nome do(a) professor(a): _____

Escola: _____ Ano de escolaridade: _____

Nome do(a) aluno(a): _____

Horário em que trabalha: _____ Idade: _____ Data: _____

CONSIGNA

CONSIGNA: Para cada pergunta, risque uma cruz na coluna que melhor descreve o(a) estudante	Nunca	Às vezes	Com muita frequência
1. Relação com os professores			
Apresenta agressividade quando é contrariado(a) pelo professor. Dê pelo menos 2 exemplos: _____ _____			
É desafiante quando o professor vai contra suas ideias e comportamentos. Dê pelo menos 2 exemplos: _____ _____			

(Continua)

É muito hiperativo(a). Mencione 2 condutas em que fica manifestada a hiperatividade: _____ _____			
Zanga-se quando não é atendido(a) imediatamente. Mencione 2 condutas em que este episódio se manifesta: _____ _____			
Sempre quer ser o(a) primeiro(a). Dê pelo menos 2 exemplos: _____ _____			
Enfurece-se quando perde. Dê pelo menos 2 exemplos: _____ _____			
Não aceita regras do professor ou da escola. Dê pelo menos 2 exemplos: _____ _____			
Zanga-se quando não consegue fazer bem as tarefas. Dê pelo menos 2 exemplos: _____ _____			
2. Relação com os pares			
Causa conflitos e problemas em classe ou na escola com seus companheiros. Dê pelo menos 2 exemplos: _____ _____			
Apresenta agressividade com os companheiros quando não consegue fazer suas tarefas. Dê pelo menos 2 exemplos: _____ _____			
Apresenta agressividade quando é contrariado(a) por companheiros. Dê pelo menos 2 exemplos: _____ _____			

3. Foco atencional

Tem dificuldade para manter a atenção em tarefas ou atividades, demonstrando impaciência. Dê pelo menos 2 exemplos:			
Não pode prestar atenção aos detalhes ou comete enganos por descuido nas tarefas escolares ou em outras atividades. Dê pelo menos 2 exemplos:			
Parece não escutar quando lhe falamos diretamente. Dê pelo menos 2 exemplos:			
Perde os materiais escolares para as atividades (por exemplo: estojos, canetas, lápis ou livros). Dê pelo menos 2 exemplos:			
É esquecido(a) no dia a dia. Dê pelo menos 2 exemplos:			
Distrai-se com facilidade por estímulos externos. Dê pelo menos 2 exemplos:			

4. Desempenho e rendimento escolar

Não segue instruções e não finaliza tarefas escolares. Dê pelo menos 2 exemplos:			
Tem dificuldade para realizar tarefas e atividades e ainda, quando as faz, não apresenta condições adequadas para executá-las. Dê pelo menos 2 exemplos:			
Evita, desgosta ou se zanga quando as tarefas requerem esforço mental sustentado. Dê pelo menos 2 exemplos:			

Continua

Apresenta dificuldades de aprendizagem. Dê pelo menos 2 exemplos: _____ _____			
Tem dificuldade para ler, escrever frases ou breves textos. Dê pelo menos 2 exemplos: _____ _____			
Tem dificuldade para fazer as avaliações e necessita de ajuda. Dê pelo menos 2 exemplos: _____ _____			
5. Comportamento			
Move constantemente as mãos ou os pés ou se retorce no assento. Dê pelo menos 2 exemplos: _____ _____			
Tem dificuldade para jogar ou dedicar-se a atividades de concentração em um ambiente tranquilo. Dê pelo menos 2 exemplos: _____ _____			
É impaciente, impulsivo(a), parece que sempre está aborrecido(a). Dê pelo menos 2 exemplos: _____ _____			
Fala muito. Dê pelo menos 2 exemplos: _____ _____			
Responde às perguntas antes de terminar de escutá-las. Dê pelo menos 2 exemplos: _____ _____			
Sabe informar se este(a) estudante recebe algum tratamento especializado? Se a resposta for positiva, por favor, informe que especialista o atende e com que frequência comparece ao atendimento com o especialista.			

Fonte: Questionário adaptado do SNAP e DSM-IV – Teste de TDAH adaptado para investigação científica sob a orientação da Doutora Ida Lucía Morchio e Psp. Lilian Cunha Leite dos Santos.

SUGESTÃO DE ENTREVISTA PSICOPEDAGÓGICA PARA IDENTIFICAÇÃO DE SINTOMATOLOGIA DE TDAH

QUESTIONÁRIO PARA PAIS

Este questionário é destinado aos pais que possuem filhos em processo de escolarização e que apresentam condutas associadas ao Transtorno de Déficit de Atenção e Hiperatividade (TDAH). Sabemos que os filhos com essas características são um motivo de preocupação para pais e professores, que procuram formas apropriadas para acompanhá-los em sua educação escolar e em seu desenvolvimento pessoal. A informação que solicitamos será analisada com o objetivo de compreender melhor a situação de meninos(as) com o TDAH e contribuir com orientações que possam ajudar na educação escolar e familiar.

Pais, pedimo-lhes que respondam com sinceridade e sem nenhum medo se, porventura, alguma vez observaram alguns destes comportamentos nos seus(suas) filhos(as) no cotidiano ou na escola. Por favor, nas perguntas em que marcarem *nunca, às vezes* ou *com muita frequência* é necessário escrever exemplos de situações nas quais se manifesta a conduta enunciada.

Obrigado por sua colaboração!

Nome dos pais: _____

Escola: _____ Ano de escolaridade: _____

Nome do(a) filho(a):_____

Data do nascimento: _____

CONSIGNA

CONSIGNA: Para cada pergunta, <u>risque</u> uma cruz na coluna que melhor descreve seu(sua) filho(a)	Nunca	Às vezes	Com muita frequência
1. Relação com os pais			
Apresenta agressividade quando é contrariado(a) pelos pais. Dê pelo menos 2 exemplos: _____ _____			
É desafiante quando os pais estão contra suas ideias e comportamentos. Dê pelo menos 2 exemplos: _____ _____			
É muito hiperativo(a) em casa ou em atividades de lazer nos grupos sociais. Mencionem 2 condutas que exemplifiquem melhor o episódio: _____ _____			

Continua

Zanga-se quando não é atentido(a) imediatamente. Mencionem 2 condutas em que este comportamento se manifesta:			
Sempre quer ser o(a) primeiro(a). Dê pelo menos 2 exemplos:			
Enfurece-se quando perde. Dê pelo menos 2 exemplos:			
Não aceita regras nem orientações de seus familiares. Dê pelo menos 2 exemplos:			
Apresenta agressividade quando não consegue fazer seus trabalhos e tarefas de casa. Dê pelo menos 2 exemplos:			
2. Relação com os pares (amigos, irmãos, primos, familiares)			
Causa conflitos e problemas em casa com sua família. Dê pelo menos 2 exemplos:			
Apresenta agressividade com seus amigos, irmãos ou primos durante os jogos. Dê pelo menos 2 exemplos:			
Apresenta agressividade quando é contrariado(a) por companheiros. Dê pelo menos 2 exemplos:			
3. Foco atencional			
Tem dificuldade para manter a atenção em tarefas ou atividades, demonstrando preguiça. Dê pelo menos 2 exemplos:			

Não pode prestar atenção aos detalhes ou comete enganos por descuido nas tarefas escolares ou em outras atividades. Dê pelo menos 2 exemplos:

Não pode prestar atenção aos detalhes ou comete enganos por descuido nas tarefas escolares ou em outras atividades. Dê pelo menos 2 exemplos:			
Parece não escutar quando lhe falamos diretamente. Dê pelo menos 2 exemplos:			
Perde os materiais escolares para as atividades (por exemplo: estojos, canetas, lápis ou livros). Dê pelo menos 2 exemplos:			
É esquecido(a) no dia a dia. Dê pelo menos 2 exemplos:			
Distrai-se com facilidade por estímulos externos. Dê pelo menos 2 exemplos:			
4. Desempenho e rendimento escolar			
Não segue instruções e não finaliza tarefas escolares. Dê pelo menos 2 exemplos:			
Tem dificuldade para realizar tarefas e atividades mesmo quando tem capacidade para executá-las. Dê pelo menos 2 exemplos:			
Evita, desgosta ou se zanga quando as tarefas requerem esforço mental sustentado. Dê pelo menos 2 exemplos:			
Apresenta dificuldades de aprendizagem. Dê pelo menos 2 exemplos:			

Continua

Tem dificuldade para ler ou escrever frases ou breves textos. Dê pelo menos 2 exemplos:			
Tem dificuldade para fazer as avaliações e necessita de ajuda. Dê pelo menos 2 exemplos:			
5. Comportamento			
Move as mãos, os pés ou se retorce no assento ou quando assiste à televisão. Dê pelo menos 2 exemplos:			
Movimenta-se constantemente e move objetos em situações nas quais isso é improcedente. Dê pelo menos 2 exemplos:			
Tem dificuldade para jogar ou dedicar-se a atividades de concentração em um ambiente tranquilo. Dê pelo menos 2 exemplos:			
Fala muito. Dê pelo menos 2 exemplos:			
Responde às perguntas antes de terminar de escutá-las. Dê pelo menos 2 exemplos:			
Informe se seu (sua) filho(a) recebe algum tratamento especializado. Se a resposta for positiva, por favor, informe que especialista o atende e com que frequência comparece ao atendimento com o especialista.			

Fonte: Questionário adaptado do SNAP e DSM- IV – Teste de TDAH adaptado para investigação científica. sob a orientação da Doutora Ida Lucía Morchio e Psp. Lilian Cunha Leite dos Santos.

ANEXO D

Sugestões e Orientações para os Portadores de TDAH na Ambiência Familiar e Escolar

ORIENTAÇÃO PARA A FAMÍLIA

- Solicitar a seu(sua) filho(a) que fale o porquê da dificuldade, verificando se este(a) percebe o problema.
- Evitar lápis, estojos muito coloridos e que chamem demais sua atenção, assim como material escolar que contribua para sua desatenção e distração na rotina escolar e domiciliar.
- Incentivar sua autonomia para a realização de tarefas e a reconstrução das relações afetivas de seu núcleo familiar.
- Valorizar o conhecimento que é trazido por ele(a).
- Organizar suas tarefas diárias em um quadro de aviso ou algo similar, contribuindo para sua autonomia na rotina diária de execução de tarefas.
- Solicitar ao profissional que acompanha sua aprendizagem na Unidade Escolar que o(a) auxilie, colocando-o(a) preferencialmente sentado(a) à frente da lousa.
- Favorecer a construção de seu conhecimento oferecendo atividades culturais que ampliem seu saber.
- Em casa, ao estudar, oriente para que acenda um foco de luz e apague o restante;
- Procure retirar os barulhos ao seu redor (rádio, televisão etc.) com o intuito de evitar que sua distração seja potencializada.
- Reforce seu ânimo frequentemente ao notar sinais de desânimo e frustração e incentive outros familiares a fazer o mesmo.
- Oriente-o(a) a refletir em situações de conflito, ensinando-o(a) a respirar com calma e analisar a situação, desta forma trabalhando suas ansiedades.
- Solicitar que diga de que outra forma poderia resolver a situação conflituosa.
- Fazer acordos e elogiar o comportamento positivo.
- Estimular para que ele(a) consiga ter comportamento adequado, com autonomia.
- Evitar reagir com o mesmo tipo de atitude, pois os pais são referência, e os filhos tendem a imitá-los.
- Procurar ser justo propiciando a reparação do erro através de suas atitudes, demonstrando que atos valem mais que palavras.
- Discriminar situações em que ele(a) pode ter livre escolha daquelas em que deve obediência e, uma vez fixada uma sanção, verifique o seu cumprimento. É importante esclarecer a distinção entre obrigatoriedade e oportunidade!

ORIENTAÇÃO PARA A ESCOLA

- Proporcionar um ambiente acolhedor.
- Manter o(a) aluno(a) sentado(a) próximo da lousa e do(a) professor(a).
- Adaptar suas expectativas quanto a(o) aluno(a), levando em consideração as dificuldades e inabilidades decorrentes de sua desatenção.
- Trabalhar a aceitação do(a) aluno(a) pelo grupo, bem como corroborar a construção de seu conhecimento com autonomia.
- Comunicar-se com os responsáveis, sempre contribuindo para a educação destes.
- Encorajar frequentemente, elogiar e ser afetuoso(a) com o(a) aluno(a), para que este(a) não desanime ou se desestimule, sem contudo ser permissivo(a).
- Proporcionar o trabalho de aprendizagem em grupos pequenos (Monitoria), integrando o(a) aluno(a) aos demais, favorecendo assim oportunidades de socialização.
- Colocar limites claros e objetivos, primando pela atitude disciplinar equilibrada, e proporcionar avaliação constante dos atos do(a) aluno(a). É importante atentar que a possível falta de limites deste(a) não deve ser confundida e ratificada como condutas do transtorno. O portador de TDAH deve ser desassociado do caso de falta de limites, que comumente os responsáveis empregam aos seus filhos por não imporem limites aos mesmos!!!
- Avaliar as tarefas realizadas pelo(a) aluno(a) mais pela qualidade e menos pela quantidade, pois o importante é que os conceitos sejam apreendidos.
- Uma vez diagnosticado o transtorno, permitir a adequação metodológica ao portador de TDAH nos termos da LDB 9394/96, favorecendo a aprendizagem para o aluno com adaptação curricular e ainda, nos casos em que o psicopedagogo julgar pertinente, permitir avaliação diferenciada, inclusive em local espefífico.

REFERÊNCIAS BIBLIOGRÁFICAS

Abramovich F. *Quem educa quem?* São Paulo: Círculo do Livro, 1985.

Acesso em: 15 Set. 2009. Disponível em: http://turmadamonicapsicopedagogia.blogspot.com/

Ballone GJ. *Distúrbio de déficit de atenção por hiperatividade.* In PsiqWeb psiquiatria geral, 2002. Acesso em: 24 Ago. 2008. Disponível em: <http://sites.uol.com.br/gballone/infantil/tdah.htm>

Barbosa LMS. *A psicopedagogia no âmbito da instituição escolar.* Curitiba: Expoente, 2001.

Barone LMC. *De ler o desejo, ao desejo de ler: uma leitura do olhar do psicopedagogo.* Rio de Janeiro: Vozes, 1994.

Bastos F, Bueno M. *Diabinhos: tudo sobre o transtorno de déficit de atenção i hiperatividade,* 1999. Acesso em: 9 Jun. 2000. Disponível em: <http://www.neurociencias.nu/pesquisa/add.htm>

Bossa NA. *A psicopedagogia no Brasil: contribuições a partir da prática.* Porto Alegre: Artmed, 2000.

Bossa NA. *Dificuldades de aprendizagem. O que são? Como tratá-las?* Porto Alegre: Artmed, 2000.

Bossa NA. *Fracasso escolar: um olhar psicopedagógico.* Porto Alegre. Artmed, 2002.

Carlberg SA. *Psicopedagogia institucional: uma práxis em construção.* Curitiba: 1998. Apostila.

Carraher TN. (Ed.). *Aprender Pensando. Constribuições da psicologia cognitiva para a educação.* 12. ed. Petrópolis, RJ: Vozes, 1998.

Cerato S. *A ciência conscienciologia e as ciências convencionais.* Rio de Janeiro: IIPC, 1998.

Fereira VJA. *O que todo professor precisa saber sobre neurologia.* São José dos Campos: Pulso, 2005.

Fernández A. *A psicopedagogia e as modalidades de aprendizagem do sujeito-*1991. http://www.psicopedagogiabrasil.com.br/artigos_maria_griz_modalidades_aprendizagem.htm-fev 2011

Junqueira MFPS. *O brincar e o desenvolvimento infantil.* Disponível em: http://www.saudedafamilia.hpg.ig.com.br, Rio de Janeiro

Molon FS. *O brincar na clínica infantil,* 2001. Disponível em: http://www.sapereaudare.hpg.ig.com.br/

Organização Mundial de Saúde. *Classificação de transtornos mentais e de comportamento da CIO - 10: Descrições clínicas e diagnósticas.* Porto Alegre: Artmed, 1993.

Rodhe LR, MattosP et al. *Princípios e práticas em TDAH: transtorno de déficit de atenção/hiperatividade.* Descrições e diretrizes diagnósticas. Porto Alegre: Artmed, 2007.

Visca L. *Clínica psicopedagógica: epistemologia convergente.* Porto Alegre: Artmed, 1987.

Weiss MLL. Psicopedagogia clínica. *Boletim da Associação Brasileira de Psicopedagogia* São Paulo 1987 Jun.;6(13).

Weiss MLL. *Psicopedagogia clínica: uma visão diagnóstica dos problemas de aprendizagem escolar.* Porto Alegre: Artes Médicas, 1992.

Winnicot DW. [1958]. *Da pediatria à psicanálise.* Rio de Janeiro: Francisco Alves, 1975.